ILSE KÖNIG
ULRIKE ZIKA

W0049063

BEI HITZE COOL BLEIBEN

HITZEFEST

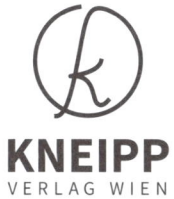

KNEIPP
VERLAG WIEN

KAPITEL 1

DIE LIEBE ZUR SONNE UND IHRE SCHATTENSEITEN

Ohne Sonne wäre kein Leben auf der Erde möglich. Denn das Leben von Pflanzen, Tieren und Menschen basiert auf Sonnenlicht. Schon unsere Vorfahren waren daher SONNENANBETER.

In vielen Kulturen und religiösen Systemen wurden Licht und Sonne als göttlich verehrt. Und schon früh erkannte man ihre lebensspendende und heilende Kraft. Heute begegnen wir der Sonne am Himmel mit gemischten Gefühlen.

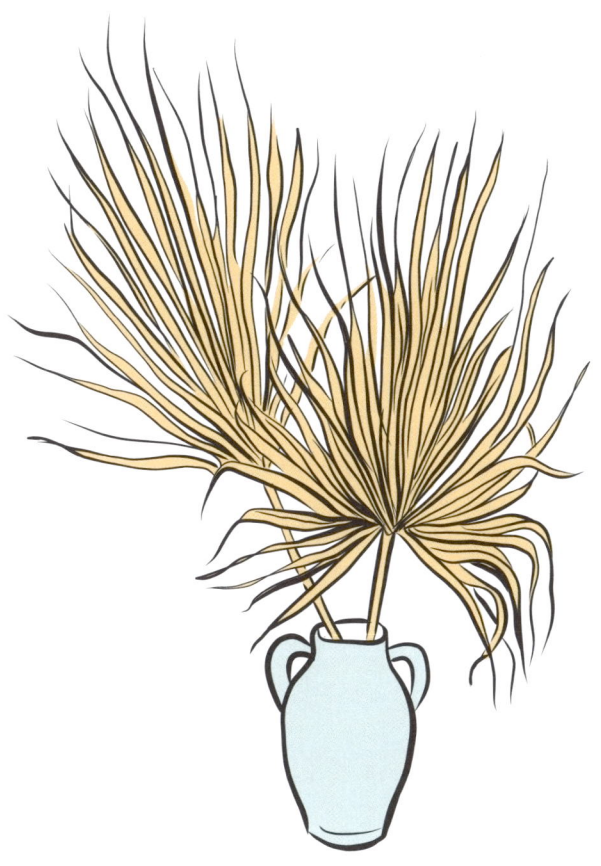

Denn Sonne bedeutet auch Hitze und Stress für den Körper. Rufen wir uns zunächst die guten Seiten der Sonne in Erinnerung: Ein Sonnenbad ist das ideale Mittel, um den Körper zu stärken, leistungsfähiger zu machen und seine Abwehrkräfte zu mobilisieren. Das wusste man bereits im alten Ägypten und in der römischen und griechischen Antike. Mit Solarien und Heliotherapie rückten schon die damaligen Heilkundigen chronischen Leiden und schwermütiger Stimmung zu Leibe. Heliotherapie ist heute ein anerkanntes Naturheilverfahren, welches das Sonnenlicht medizinisch nutzt.

Uns riet die Medizin in den letzten Jahrzehnten in Sachen Sonne zu disziplinierter Enthaltsamkeit. Nach einer längeren Schattenstrecke findet nun in der Fachwelt ein langsames Umdenken statt. Denn so unerträglich heiß die Sonne sein kann, so gesund ist sie auch. Begegnen wir ihr daher, bei aller Umsicht, entspannt. Lernen wir wieder, die Sonne zu lieben. Und mit Hitze umzugehen.

DIE SONNENSEITEN
DER SONNE

Sonne ist ein wahrer Tausendsassa. Der Einfluss der Sonne auf unsere Gesundheit und unseren Gemütszustand ist größer, als wir denken. Bei aller gebotenen Vorsicht spricht viel dafür, dass wir uns dem Sonnenlicht so oft wie möglich genussvoll hingeben.

Sonnenstrahlen unterstützen unseren Stoffwechsel und stärken das Immunsystem. Bereits ein einziges Sonnenbad kann den Sauerstoffgehalt des Blutes deutlich erhöhen. Die UV-Strahlen der Sonne sind imstande, allerlei Bakterien, Viren, Pilze und andere Krankheitserreger abzutöten, und tun bei einigen Hauterkrankungen richtig gut. Ob man es glauben will oder nicht: Studien haben bestätigt, dass maßvolle Sonnenbäder den Blutdruck senken und sich positiv auf Herz und Kreislauf auswirken. Sonnenwärme entspannt und lockert unsere Muskeln. Sonnenlicht bringt mittels Hormonen gute Laune und uns in Stimmung. Es bestimmt den Takt unserer inneren Uhr, die eine Vielzahl der biologischen Funktionen unseres Körpers und die Gehirnaktivität steuert. Und es kann noch viel mehr. Etwa in uns das Sonnenvitamin D erzeugen, das für viele Abläufe im Körper essenziell ist.

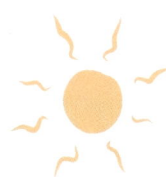

SONNE
MACHT GLÜCKLICH

In unserem Gehirn befinden sich kleine Glücksfabriken. Sie produzieren Hormone, die für unser seelisches Wohlbefinden sorgen – nicht von ungefähr werden sie Glückshormone genannt. Am bekanntesten ist SEROTONIN mit seiner stimmungsaufhellenden Wirkung. Sonnenstrahlen kurbeln die Produktion an: Je mehr Sonnenlicht, desto mehr Serotonin schüttet das Gehirn aus.

ES GIBT SECHS SOGENANNTE GLÜCKSHORMONE:
Serotonin, Dopamin, Noradrenalin, Endorphine, Phenethylamin, Oxytocin. Sie entstehen und wirken unterschiedlich. Durch die Sonne wird vor allem die Entstehung von Serotonin angeregt.

SEROTONIN

HORMON FÜR DIE SEELE

Den größten Einfluss auf unsere allgemeine Stimmungslage haben Serotonin und sein Gegenspieler, das Nacht-Hormon Melatonin. Serotonin hebt die Stimmung, macht uns wach, aktiv und energiegeladen, mildert Sorgen und Ängste. Melatonin sorgt unter anderem dafür, dass der Organismus in der Nacht auf Sparflamme läuft, damit er sich erholen kann. Es regt überdies die nächtliche Reparatur von Zellschäden an. Melatonin macht uns aber auch müde und antriebslos. Melatonin entsteht in der Dunkelheit, Serotonin im Licht.

In den dunklen Wintermonaten bildet unser Körper vermehrt Melatonin. Wir kennen es: Der Winter-Blues beschwert die Seele. Sobald es wieder heller wird und die Sonne stärker scheint, signalisiert das Gehirn dem Körper: Melatonin reduzieren, Serotonin hochfahren. Und wie durch ein Wunder bessert sich die Laune. Die Biochemie allein ist es natürlich nicht. Auch Wärme trägt viel dazu bei, dass wir uns wohlfühlen. Und die Befreiung von der dicken Winterkleidung, mehr Luft und Bewegung, das erste Frühlingsgemüse, der Duft nach frischem Gras und dem einen oder anderen Kräutlein. Draußen in den Gärten und Straßencafés sitzen. Aufbruchsstimmung für uns und unsere Hormone.

GUTE LAUNE DURCH

SCHOKOLADE?

Schokolade macht glücklich, heißt es, denn sie enthalte den Glücksstoff Serotonin. Falsch. Keine Spur davon in Schoko oder Kakao. Sondern eine Aminosäure, Tryptophan genannt: Erst bei deren Abbau im Körper entsteht Serotonin. Tryptophan steckt in vielen anderen Lebensmitteln auch, wie zum Beispiel im Frühstücksei. In beiden ist die Dosis allerdings so gering, dass weder Ei noch Schokolade PHYSIO-LOGISCH betrachtet als Glücksbringer wirksam werden können. Unabhängig davon kann ein weich gekochtes Ei beim Sonntagsfrühstück schon ein bisschen glücklich machen. Bei der Schokolade resultiert das Glücksgefühl laut Studien daraus, dass wir ihren Genuss mit schönen Erinnerungen und Wohlgefühl, meist aus der Kindheit, verbinden. Aber egal – Hauptsache, sie schmeckt.

DAS SONNENVITAMIN

Die Sonne fördert nicht nur die gute Laune, sondern ist auch elementar für die körpereigene Produktion von Vitamin D. Umgangssprachlich auch als Sonnenvitamin bezeichnet, ist es streng genommen kein Vitamin, sondern eine Hormon-Vorstufe, die den Aufbau anderer Hormone steuert. Ausgerechnet mithilfe der sonst so gefährlichen UVB-Strahlen kann der Körper in der Haut Vitamin D herstellen, das schließlich über Leber und Niere weiterverarbeitet wird. Es ist einer der wichtigsten Nährstoffe, die schon unsere Vorfahren kräftig und gesund gemacht haben. Ohne viel Zutun, denn sie hielten sich, anders als wir, weitgehend im Freien auf.

Sonne ist der wichtigste Vitamin-D-Lieferant. „Echte" Vitamine kann der Körper nicht oder nicht in ausreichender Menge selbst herstellen und muss sie regelmäßig mit der Nahrung aufnehmen. Die für sein Wohlbefinden notwendige Menge an „Vitamin" D kann er bei genügend Sonne zu 80 bis 90 Prozent in Eigenregie produzieren. Nur den Rest nimmt er über die Nahrung auf. Vitamin D steckt hauptsächlich in fettreichen Fischsorten wie Lachs, Thunfisch oder Hering, in Milch, Eiern oder getrockneten Pilzen. Und hochdosiert in Lebertran, aber wer mag den schon? Die schlechte Nachricht für jene, die sich vegan ernähren: Die Auswahl an Nahrungsmitteln, die Vitamin D enthalten und für sie infrage kommen, ist sehr begrenzt.

> **MIT VITAMIN D** ist üblicherweise das Vitamin D3 aus einer Gruppe mehrerer D-Vitamine gemeint, die allerdings der menschliche Körper nicht selbst produzieren kann. Sie müssen über die Nahrung oder Nahrungsergänzungsmittel zugeführt werden.

MIT VITAMIN D

Vitamin D wirkt in erster Linie positiv auf Knochen und Muskulatur, etwa bei der Bildung und Reifung der Knochenstammzellen. Bei Kindern beeinflusst es das Wachstum des Skeletts und der Zähne, bei Erwachsenen schützt es vor Osteoporose – einem übermäßigen Abbau der Knochensubstanz bei zunehmendem Alter. Es fördert die sogenannte Mineralisation der Knochen durch Kalzium und Phosphat, das macht sie, wie auch die Zähne, fest und stark. Es trägt außerdem dazu bei, dass unsere Immunabwehr gut funktioniert.

OHNE SONNE

GEHT ES NICHT

Für die genannten Sonnenseiten der Sonne brauchen wir natürlich sie selbst. Und zwar möglichst ungefiltert. Vitamin D zum Beispiel kann der Körper nur produzieren, wenn die UVB-Strahlen in ausreichender Intensität und im richtigen Winkel auf uns treffen. Das ist um die Mittagszeit der Fall. Wenn die Sonne tiefer als 45 Grad zum Horizont steht, also morgens und abends, funktioniert das nicht mehr richtig.

FAUSTREGEL

Vitamin D wird produziert, solange der Schatten kürzer ist als die eigene Körperlänge.

Zwei- bis dreimal pro Woche für rund 15 Minuten zur richtigen Zeit in die Sonne reicht dem Körper aus, um in den Sommermonaten genügend Vitamin D zu produzieren. Und Reserven für den Winter anzulegen. Vorausgesetzt man blockt sie nicht mit einer Schicht Sonnencreme ab. Hellhäutige Menschen können UVB-Strahlen schneller aufnehmen als dunkelhäutige, durch die Sonne bereits etwas vorgebräunte Haut ist weniger durchlässig als käsebleiche und nimmt die Sonnenstrahlen langsamer auf.

Fensterscheiben lassen ebenfalls nicht genügend Sonnenstrahlen durch. Auch Sonnenbrillen nicht. Sie absorbieren das Licht, das für die Ausschüttung des Glückshormons Serotonin benötigt wird.

VOR DER SONNE

Ungeschützt in der Mittagssonne! Eine Horrorvorstellung, die gegen alles spricht, was gemeinhin empfohlen wird. Die Sonne hat durchaus ihre Schattenseiten, vor denen wir uns in Acht nehmen sollen. Unser Lebensstil bringt es aber ohnedies mit sich, dass wir uns die meiste Zeit des Tages nicht im Freien aufhalten und Sonne eher meiden als aufsuchen. Dass wir also eher zu wenig als zu viel Sonnenlicht tanken. Das kann unter Umständen zu einem erheblichen Vitamin-D-Mangel führen, der sich nachteilig auf unsere Gesundheit und unsere Stimmung auswirkt. Denn Vitamin D unterstützt unser Gehirn bei der Produktion von Serotonin.

> **Laut einer norwegischen Studie kann sich der Serotoninspiegel durch VITAMIN D signifikant erhöhen.**

Das hat sich herumgesprochen. Vitamin-D-haltige Arzneien boomen seit einigen Jahren. Simpler geht es mit der Sonne.

Sich öfter zu sonnen empfiehlt auch die Fachwelt wieder ausdrücklich, nachdem das lange verschrien war. Selbstverständlich mit Augenmaß. Dazu gehört es auch, die Haut zu schützen, wenn wir uns länger der Sonne aussetzen. Stichwort: Sonnencreme.

Die Sonne hat es sich mit uns schon eine Weile verscherzt. Genauer gesagt die SOMMERSONNE. Die ersten warmen Sonnenstrahlen im Frühling oder milde, herbstliche Sonnentage, bevor der Winter kommt, mögen wir sehr.

Auch gegen die Wintersonne ist nichts einzuwenden, ganz im Gegenteil. Unbehagen bereiten uns sommerliche Höchsttemperaturen, zunehmende Hitzewellen, Nächte ohne Abkühlung und Tage, an denen uns die heiße Luft den Atem raubt.

GLOBAL GESEHEN SIND DIE TEMPERATUREN HEUTE HÖHER ALS WÄHREND DER LETZTEN 2000 JAHRE.

Unsere Sommer waren früher „schön warm", wir genossen das prachtvolle Wetter, liebten es, bei Badeausflügen in der Sonne zu braten. Endlich Sommer! Es zog uns in südliche Länder, um ordentlich Wärme und Sonne zu tanken. Nie oder ganz selten fanden wir es zu heiß. Heiß war es in Afrika, Indien oder den Wüstenstaaten. Das hat sich geändert. Durch die Klimaveränderung erwärmt sich die Erde stetig. Warm ist es nun in isländischen Sommern, Alaska, Sibirien und, im Vergleich zu früher, sogar in der Antarktis. In den mittleren Breiten hingegen messen wir im Sommer Hitzerekorde.

AM HEISSESTEN

„Es ist heiß!" – was bedeutet das eigentlich genau? Das lässt sich unmöglich einheitlich festlegen. Es ist nicht nur die auf dem Thermometer angezeigte Temperatur. Neben ihr spielen auch Wind, Luftfeuchtigkeit und Sonnenstrahlung dabei mit, als wie heiß wir einen Tag empfinden. Bei Wetterprognosen wird daher oft die faktische wie auch die gefühlte Temperatur angegeben.

Die Meteorologie nennt einen Tag, an dem die durchschnittliche Temperatur 25 Grad erreicht oder überschreitet, einen Sommertag. Ab 30 Grad spricht sie von einem heißen oder Hitzetag, ab 35 Grad von einem Wüstentag. Das ist nicht überall gleich: In Großbritannien zum Beispiel wird eine mittlere Temperatur von mehr als 20 Grad bereits als „hot day" bezeichnet. Tropennacht heißt durchwegs eine Nacht, in der die Temperatur nicht auf unter 20 Grad sinkt.

> AM HEISSESTEN ist es nicht in der Mittagssonne, sondern etwa um 16 bis 17 Uhr. Zwar steht die Sonne zu Mittag am höchsten, heizt aber die Luft erst dann richtig auf.

Für den Begriff Hitzewelle gibt es keine allgemeingültige Definition. Üblicherweise wird eine längere Phase von aufeinanderfolgenden heißen Tagen so bezeichnet. In unseren Breitengraden spricht man meist ab einer Temperatur von 30 Grad an mindestens drei Tagen in Folge von einer Hitzewelle. Dauert die ununterbrochene Hitze mehr als 14 Tage, spricht man von einer langen und extremen Hitzewelle.

Fast jedes Land definiert den Begriff Hitzewelle ein wenig anders. Die Schweiz kombiniert zum Beispiel die Lufttemperatur mit der Feuchtigkeit und berechnet einen Hitzeindex. Erst wenn der Hitzeindex für drei bzw. fünf Tage einen festen Wert überschreitet, sprechen die dortigen Wetterfrösche von einer Hitzewelle bzw. einer extremen Hitzewelle.

> DIE METEOROLOGIE in Deutschland und Österreich verwendet heute die Bezeichnung „heißer Tag", in der Schweiz ist „Hitzetag" verbreiteter. Auch die ältere Bezeichnung Tropentag ist noch gebräuchlich.

WIE SKOPJE

Diese Schlagzeile war im Juli 2019 der Aufreger in den österreichischen Gazetten. Ein Forschungsteam der ETH Zürich fand in einer viel beachteten Studie heraus, dass die Erderwärmung das Klima in etwa 80 Prozent der weltweit größten Städte drastisch verändern wird. In europäischen Metropolen werden die sommerlichen Temperaturen voraussichtlich im Schnitt um 3,5 Grad, im Winter um 4,7 Grad steigen. Die Höchsttemperaturen im heißesten Monat des Jahres sollen bis zu etwa 8 Grad zulegen – mit Spitzenwerten in Belgrad und Wien. Im Jahr 2050 könnten in London Temperaturen wie derzeit in Barcelona herrschen. In Wien könnte es so heiß sein wie im nordmazedonischen Skopje, in Madrid wie in Marrakesch oder Fez, in Berlin wie im australischen Canberra.

SPIELT DAS

KLIMA VERRÜCKT?

Studien zeigen, dass unser Temperatur-Klima nicht unbedingt verrückter ist als am Ende des 19. Jahrhunderts. Neu ist, dass heiße Wetterabschnitte zu- und kalte Phasen abgenommen haben. Dieser Trend zeichnete sich in den vergangenen vier Jahrzehnten klar und deutlich ab.

Es gibt beträchtlich mehr tropische Nächte, außergewöhnlich warme Tage, länger andauernde Hitzeperioden als früher, die Jahreshöchsttemperaturen haben zugelegt. In Sachen Kälte ist es genau umgekehrt: Die Extreme haben sich abgeschwächt.

In jüngster Vergangenheit wurden in Deutschland, Österreich und der Schweiz fast durchwegs Hitzerekorde gebrochen. Die drei heißesten jemals gemessenen Sommertemperaturen gab es in den 2000er- und 2010er-Jahren.

> **Die Zahl der heißen Tage mit mindestens 30 Grad ist im vergangenen Jahrzehnt deutlich gestiegen, selbst in Lagen über 1000 Metern Seehöhe.**

AUSSICHTEN

„Diese Entwicklung setzt sich mit sehr großer Wahrscheinlichkeit in den nächsten Jahrzehnten fort. Bei weltweit unverändertem Ausstoß von Treibhausgasen werden Sommer, die heute extrem heiß sind, Ende des Jahrhunderts der Normalfall sein. Einzelne Hitzesommer werden dann noch extremer sein als heute", sagt die Wissenschaft.

Darauf müssen wir uns einstellen. Bei konsequentem Klimaschutz könnte sich die Entwicklung in den nächsten Jahrzehnten auf dem aktuell hohen Niveau stabilisieren, längerfristig verlangsamen. Im Worst-Case-Szenario der Wissenschaft sind bis Ende unseres Jahrhunderts durchschnittlich etwa 30 bis 70 Hitzetage in Wien, 30 bis 60 in Bern und 20 bis 35 in Berlin nicht ausgeschlossen. Die meisten von uns werden das wohl nicht mehr erleben. Aber bereits jetzt stellt sich für uns die Frage: Wie können wir möglichst hitzefest werden?

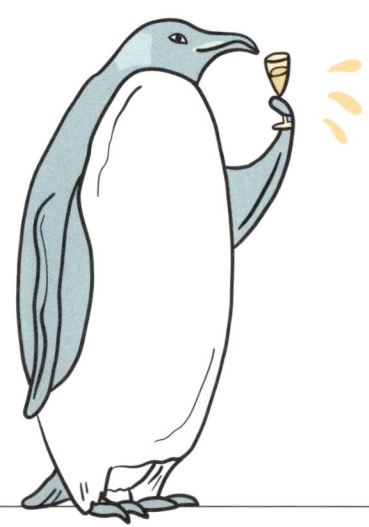

Bei heißem Wetter teilen wir uns in ZWEI FRAKTIONEN. Die einen genießen die pralle Sonne in vollen Zügen, fühlen sich bei Hitze richtig wohl und fit. Sehnen sie sogar herbei.

Andere hingegen können es an Sonnentagen kaum erwarten, dass der Abend kommt, die Sonne wieder untergeht und das Thermometer fällt. Sie freuen sich schon auf den nächsten kühlen Regentag.

Welcher Hitzetyp sind Sie? HITZEFAN, der erst aufblüht, wenn sich die Temperaturen nach oben bewegen? Der sich gerne ausgiebig in die Sonne legt und für den der Sommer eine himmlische Jahreszeit ist? Dem es scheinbar nie zu heiß wird? Oder HITZEMISANTHROP, der bei Hitze leidet, unverträglich wird und kein gutes Haar an der Sonne lässt? Schon eine nahende Hitzewelle kann ihm die Laune verderben. Die Lebensfreude der Hitzefans regt ihn auf, und erst die Mücken! Im Urlaub flüchtet er am liebsten in den kühlen Norden, wenngleich die Mücken dort im Sommer auch nicht ohne sind. Der Sommer: die Hölle auf Erden.

HITZEEMPFINDEN

Wir kennen das: Wir sitzen an einem milden Sommerabend mit ein paar Leuten auf einer Terrasse. Wenn die einen bereits fröstelnd nach Schal oder Jacke kramen, fühlen sich die anderen bis spät in den Abend hinein kurzärmelig pudelwohl.

Woran liegt das? Das ist nicht nur Psychologie, sondern hat auch handfeste Ursachen. So empfinden Menschen Hitze oft sehr unterschiedlich. Je nachdem, ob sie Frau oder Mann, jung oder alt, groß oder klein, beleibt oder dünn, muskelbepackt oder schmächtig, fit oder untrainiert, gesund oder krank sind. Die Beschaffenheit unserer Haut spielt dabei ebenso eine Rolle wie unsere Behaarung, es macht einen Unterschied, ob wir mit einer Lockenpracht oder einer Glatze unterwegs sind. Ein hitzegewohnter Bauarbeiter oder ein sonnenentwöhnter IT-Mensch. Die einen vertragen Hitze besser, die anderen kommen schlechter mit ihr zurecht.

Für unsere Hitzeverträglichkeit mitentscheidend ist auch, wo wir leben. Menschen der nördlichen Hemisphäre sind hitzeempfindlicher als die, die im sonnigen Süden oder nahe dem Äquator aufgewachsen sind.

> LAUT STUDIEN finden Mitteleuropäer 21 bis 24 Grad am angenehmsten, weiter nördlich liegt die individuelle Wohlfühltemperatur tiefer, weiter südlich höher.

Doch die Psychologie darf nicht unterschätzt werden. Es spielt durchaus eine Rolle, wie wir Hitze gegenüber eingestellt sind. Ob uns schon vor ihr graut, wenn wir bloß an sie denken. Oder heiße Tage als den Inbegriff eines richtigen Sommers empfinden. Im Urlaub haben wir meist eine größere Hitzetoleranz als im stressigen Alltag. Für viele gehören heißere Temperaturen zum Urlaubsfeeling einfach dazu.

GEWÖHNUNGSSACHE?

Grundsätzlich ja, sogar an hohe Temperaturen und große Temperaturunterschiede können wir uns gewöhnen. Wer je aus der Winterkälte in die heiße Sonne gereist ist, weiß das. Uns zu akklimatisieren, dauert aber eine Weile. Wir managen das im Grunde auch regelmäßig im Übergang von den kälteren Jahreszeiten auf die heißen Sommermonate. Meist passt sich der menschliche Körper in ein bis zwei Wochen gut an die Hitze an. Im frostigen Norden dauert die Umgewöhnung um etliches länger.

Im Prozess der Akklimatisierung vergrößert sich nach und nach das Blutvolumen im menschlichen Körper, er schwitzt schneller und mehr. Das begünstigt die kühlende Verdunstung auf der Haut. Zugleich lernt der Körper, weniger Elektrolyte über den Schweiß auszuschütten, damit er die für ihn lebenswichtigen Stoffe nicht verliert. Die Körpertemperatur kann damit auf einem erträglichen Niveau gehalten werden, die Herzfrequenz reguliert sich automatisch herunter. Und schon lässt sich die Hitze besser verkraften.

> **Wer länger in einem heißen Land gelebt hat, tut sich auch anderswo bei Hitze leichter. Man hat im HITZEALLTAG gelernt, damit umzugehen. Eine vorübergehende Hitzewelle hierzulande kann einen dann nicht so schnell aus der Bahn werfen.**

Wichtig ist daher auch, dass wir uns nicht nur in temperierten Räumen aufhalten. Das verringert unsere Anpassungsfähigkeit an Hitze (wie auch Kälte).

GEGEN HITZE

Hitzeverträglichkeit kann geübt werden. Wer im Sommer zwei- bis dreimal pro Woche in der Sauna schwitzt oder schweißtreibenden Sport betreibt, hilft dem Körper, sich an Hitze zu gewöhnen. Beides hat den Effekt, dass wir auch im Alltag mit hohen Temperaturen besser klarkommen. Damit das funktioniert, müssen wir uns regelmäßig erhitzen und am besten schon rechtzeitig damit beginnen.

Unsere inneren Organe und das Gehirn funktionieren am besten, wenn ihre Temperatur, die Körperkerntemperatur, möglichst konstant auf 36 bis 37 Grad gehalten wird. Der Körper setzt alles daran, sie auch bei Hitze UNTER KONTROLLE zu behalten.

Das schafft er bei durchschnittlichen Außentemperaturen spielend mithilfe des Blutkreislaufs. In einem ausgeklügelten Kühlsystem fließt das Blut zur Kühlung an die Hautoberfläche und gekühlt wieder retour. So reguliert der Körper den Wärmehaushalt. Bei hohen Temperaturen müssen Herz und Kreislauf auf Hochtouren laufen, um den Organismus vor Überhitzung zu schützen. Bei einer anhaltenden Hitzewelle können sie auch einmal an ihre Grenzen geraten. Dann drohen gesundheitliche Probleme. Um dem vorzubeugen, müssen wir den Körper bei der Wärmeregulierung unterstützen.

IM KÖRPER GIBT ES ZWEI VERSCHIEDENE TEMPERATURZONEN. IN KOPF UND RUMPF, WO SICH DAS GEHIRN UND DIE WICHTIGSTEN ORGANE BEFINDEN, DIE KÖRPERKERNTEMPERATUR. IN DEN GLIEDMASSEN UND AN DER KÖRPEROBERFLÄCHE DIE KÖRPERSCHALENTEMPERATUR, AUCH ALS OBERFLÄCHENTEMPERATUR BEZEICHNET.

KÜHLSYSTEM

Die Schaltzentrale für die körpereigene Wärmeregulierung ist unser Gehirn. Sensoren, die überall im Körper verteilt sind, messen laufend die Temperatur und melden sie nach oben. Die Zentrale vergleicht sie mit dem Sollwert des Körperkerns von 36 bis 37 Grad. Droht Überhitzung, setzt das Gehirn die körpereigenen Kühlmechanismen in Gang. Als Erstes weist es das vegetative Nervensystem an, die Blutgefäße zu erweitern und die Haut stärker zu durchbluten, also das Blut vermehrt an die Körperoberfläche zu leiten.

> **Das vegetative Nervensystem steuert viele lebenswichtige Körperfunktionen. Es wird durch übergeordnete Gehirnzentren und Hormone kontrolliert. Vom Willen lässt es sich nicht beeinflussen, deshalb nennen wir es auch autonomes Nervensystem.**

An der Oberfläche wird der Körper die Wärme leichter los. Damit die Umverteilung möglichst perfekt funktioniert, pumpt das Herz das erwärmte Blut rascher durch den Körper, statt fünf bis zu 15 Liter pro Minute. Mit dieser Strategie leitet das System immer wieder erwärmtes Blut von innen nach außen, dort kühlt es ab und fließt im stetigen Kreislauf wieder ins Körperinnere zurück.

> **Normalerweise fließen nur maximal 10 Prozent des Blutes durch die Haut, bei höheren Temperaturen bis zu 80 Prozent. Wir merken es etwa daran, dass sich ein Ring schlechter vom Finger ziehen lässt oder uns die Schuhe plötzlich drücken.**

Das funktioniert nur, solange die Umgebungstemperatur unter der Körpertemperatur liegt. Kritisch wird es auch dann, wenn es draußen selbst nachts nicht deutlich kühler wird. Dann muss das Herz rund um die Uhr auf höherem Niveau arbeiten. Vor allem bei Menschen mit einer Herz-Kreislauf-Erkrankung kann das lebensgefährlich werden.

KÜHLENDES

SCHWITZEN

Je weiter die Außentemperatur nach oben klettert, desto schlechter funktioniert die Wärmeabgabe über die Haut. Die Umverteilung des Blutes reicht nicht mehr aus, um den Körper auf seine Idealtemperatur einzupendeln. Dann muss geschwitzt werden. Sobald der Schweiß auf der Haut verdunstet, wird dem Körper Wärme entzogen, er kühlt durch die sogenannte VERDUNSTUNGSKÄLTE ab. Schweiß auf der Haut sollten wir daher möglichst nicht abtrocknen. Wir brauchen ihn noch. Wenn er für unseren Geschmack zu stark fließt, am besten die Arme in der Luft leicht bewegen, um ihn ein wenig abzuschütteln. Das kühlt sogar noch zusätzlich.

Aber auch die Schweißproduktion hat Grenzen: Ein Erwachsener kann im Schnitt nur zwei Liter pro Stunde schwitzen. Trainierte Sportler oder Hitzegewohnte deutlich mehr. Wenn wir der Hitze öfter ausgesetzt sind, passt sich das Regulierungssystem relativ rasch daran an. Die erste Hitzewelle des Jahres, wenn wir an die Hitze noch nicht angepasst sind, trifft uns deshalb meist am härtesten. Liegt die relative Luftfeuchtigkeit über 75 Prozent, hilft selbst Schwitzen nicht mehr.

WENN DAS

KÜHLSYSTEM STREIKT

Funktioniert das Kühlsystem nicht mehr ausreichend, kann das ernste gesundheitliche Probleme auslösen. Schon eine leicht erhöhte Körperkerntemperatur kann zum HITZEKOLLAPS führen. Wenn wir beispielsweise lange in der Hitze stehen, wenig getrunken haben und der Körper es nicht mehr schafft, den Blutdruck zu regulieren, fällt dieser fast ins Bodenlose. Das Blut versackt förmlich in den Beinen. Unsere Haut wird blass, feucht und kühl, es schwindelt uns, das Herz beginnt heftig zu klopfen. Unternehmen wir nichts dagegen, kann es passieren, dass wir in eine kurze Ohnmacht sinken.

Bis an die Grenzen ihrer Kapazität und manchmal darüber hinaus gefordert wird die körpereigene Wärmeregulierung, wenn die Außentemperatur gleich hoch ist wie die Körpertemperatur oder sie übersteigt. Oder wenn der Schweiß nicht mehr verdunsten kann, weil es feuchtheiß ist. Dann staut sich die Hitze im Körper, ein lebensbedrohlicher **HITZSCHLAG** kann die Folge sein. Die Körpertemperatur steigt auf über 40 Grad, der Puls schlägt schwach, die Haut ist heiß, trocken und rot.

Ein **SONNENSTICH** hingegen hat mit der Wärmeregulierung des Körpers nicht direkt zu tun. Er entsteht durch intensive Sonnenbestrahlung des Kopfes, was dort zu einem Wärmestau und einer Reizung der Hirnhäute führt. Meist macht er sich erst Stunden nach dem Aufenthalt in der Sonne bemerkbar, zumeist mit Kopfschmerzen, Übelkeit und Erbrechen.

WERDEN WIR
HITZEFEST

Hitze ist immer anstrengend. Sie wirkt sich auf die körperliche und geistige Leistungsfähigkeit aus, auf unseren Antrieb und unsere Laune. Manche von uns werden lethargisch, manche gereizt oder sogar aggressiv. Stichwort: Straßenverkehr. Manche kommen bei Hitze erst so richtig in Schwung, manche erleben sogar einen Höhenflug in ihrem Sexleben.

Der Körper muss Schwerarbeit leisten, um die Körpertemperatur auf dem optimalen Level von 36 bis 37 Grad zu halten. Besonders schwierig ist das, wenn die Umgebungstemperatur darüberliegt. Wir können unserem Organismus aber mit verschiedenen Mitteln zur Seite springen. Im Grunde signalisiert er uns, was zu tun ist.

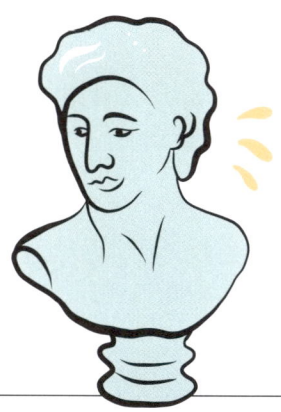

KAPITEL 2

DER HITZE
DIE STIRN BIETEN

Unsere HITZEPERIODEN fallen im Vergleich zu den wärmsten Regionen der Welt immer noch recht harmlos aus.

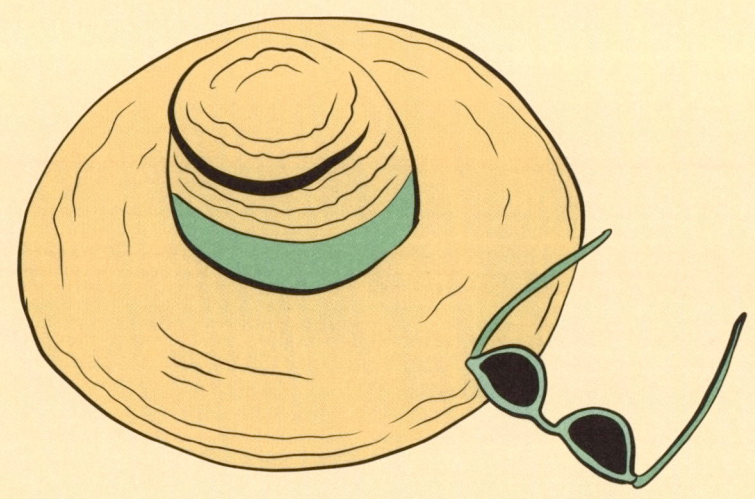

Dort müssen die Menschen seit Jahrhunderten mit großer Hitze leben und haben Strategien entwickelt, wie sie diese am besten handhaben. Und zwar außerhalb der künstlichen Welt klimatisierter Räume.

Von ihnen lässt sich viel darüber lernen, wie wir uns bei hohen Temperaturen kühlen, schützen und erfrischen können. Blicken wir also zum Beispiel in die Wüsten Afrikas und der arabischen Halbinsel, zu den Hitzepolen Mexikos, nach Südamerika, in die feuchtschwülen Länder Asiens oder einfach nur in die von uns weniger weit entfernten Länder des südlichen Europa. Und schauen wir uns manches für unseren Hitzealltag ab.

KLEIDUNG

LANG, LOCKER, LUFTIG

Die Devise lautet: lieber mehr statt weniger anziehen. Lange baumwollene Gewänder in der Wüste, Saris und lose, langärmelige Hemden in Indien, seidene Zweiteiler in der feuchten asiatischen Hitze. Ob weiß, bunt oder schwarz, spielt hitzetechnisch keine entscheidende Rolle. Hauptsache, gut eingehüllt, zugleich mit kühlendem Luftzug im flatternden Gewand. Vor der Sonne ungeschützte Haut an Gesicht und Händen reiben Wüsten-Frauen mit Aloe Vera ein.

SOMBRERO

& CO

Ein Hut auf dem Kopf, ein geschlungenes Tuch oder der in asiatischen Ländern beliebte Sonnenschirm gehören bei Hitze zum Alltag. Material und Form sind an die jeweiligen klimatischen Verhältnisse eines Landes angepasst wie auf die dort griffbereiten Materialien. Nicht nur der riesige klischeehafte Strohhut wird im Spanischen übrigens als Sombrero bezeichnet: Jeder Hut ist ein Sombrero – abgeleitet von sombra, der Schatten.

GEGEN DEN DURST

Ein kleines Glas warmer Tee, an dem stetig genippt wird, gehört zum Alltag heißer Länder. Er kühlt, indem er die Schweißproduktion ankurbelt und damit Verdunstungskälte auf der Haut entstehen lässt. In Brasilien treibt man es auf die Spitze, mit kochend heißen Getränken und mit Suppen aus dem Dschungelkraut Jambú, die einen extremen Schweißausbruch hervorrufen. Die Pflanze ist angeblich eine Geheimwaffe gegen Hitze.

In Asien setzt man hingegen auf erfrischenden Kaltwassertee, das ist kalt aufgegossener Grüntee. Auf dem Balkan trinkt man Ayran, ein Erfrischungsgetränk aus Joghurt, Wasser und Salz, in Indien das Joghurtgetränk Lassi.

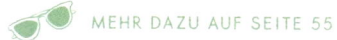

MEHR DAZU AUF SEITE 55

WENIG ESSEN

Beduinen holen sich mit mehreren Litern verdünnter Milch, meist vom Kamel oder der Ziege, einen Schwung Energie. Tagsüber essen sie wenig: Getreidebrei mit Butter und Salz, ein paar Datteln. Wenn die Verdauung nicht belastet wird, produziert der Körper weniger Wärme. In Sachen hitzeverträgliches Essen lohnt es sich überhaupt, südlichen Ländern auf den Teller zu schauen. Wir finden darauf reichlich Obst und Gemüse, kühlende Süppchen, Kompotte, Salatvariationen, Reis, leichte Eintöpfe und in Küstengegenden Fischgerichte.

Ganzheitliche Traditionen wie der indische Ayurveda oder die Traditionelle Chinesische Medizin beschäftigen sich seit jeher mit den Möglichkeiten, die Körpertemperatur auch mit den entsprechenden Lebensmitteln und Zubereitungsmethoden zu beeinflussen.

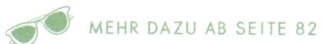

MEHR DAZU AB SEITE 82

RÜCKZUG

INS DUNKEL DER HÄUSER

Häuser und Wohnungen werden in heißen Ländern von vornherein dem Klima angepasst. Man baut mit Materialien, die Hitze abhalten, beispielsweise Lehm oder Naturstein. Typisch sind eher kleine Fensteröffnungen und ausgeklügelte Lüftungssysteme. Im Inneren ist es dunkel, dorthin ziehen sich die Menschen in den heißesten Tagesstunden zurück. In Spanien wird zwischen 14 und 17 Uhr Siesta gehalten, alles Wichtige wird am Morgen oder am Abend erledigt.

KÜHLE LUFT

UND NASSKÜHLUNG

Die eleganteste Klimaanlage seit jeher ist der Handfächer. Er verschafft uns nicht nur eine kühlende Brise, sondern ist zugleich modisches Accessoire. Gefächert wird von Tokio bis Madrid, von Ghana bis Bali und darüber hinaus. In Japan setzt man neben Fächern auf kühlende, feuchte Tücher und Kühlkissen für den Nacken.

In Indien wird als günstigere Alternative zur Klimaanlage Wasser durch Matten aus Süßgras gepumpt. Im Irak stellen Händler Duschen auf den Bürgersteigen auf, unter denen man sich den Kopf abduschen kann. Handtücher liegen bereit.

GEMÄCHLICHES

TEMPO

Und wo immer man hinblickt, läuft das Leben in der Hitze langsamer. Die Menschen gehen den Tag ruhiger an, kämpfen nicht gegen die Hitze, sondern leben in Eintracht mit ihr. Das bedeutet auch, dass manches eben länger dauert, mañana nicht morgen, sondern irgendwann ist, vielleicht nie.

Wenn das Thermometer weit über die 30-Grad-Marke klettert, es tagsüber drückend heiß wird und uns die Hitze der Nacht nicht schlafen lässt, helfen ein paar altbewährte Mittel und kleine Tricks, um die Wohnung nicht zum Glutofen werden zu lassen. ABER WIE KÜHL IST KÜHL?

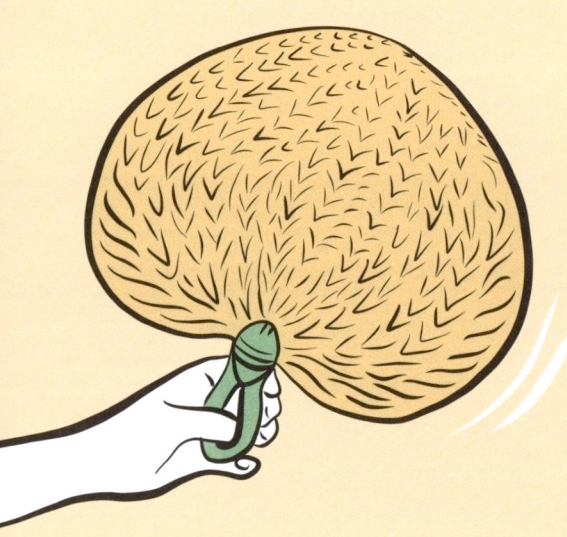

Die Idealtemperatur, bei der sich alle gleichermaßen wohlfühlen, gibt es nicht. Sie ist von Mensch zu Mensch und von Region zu Region verschieden.

Als OPTIMAL wird aber jene Durchschnittstemperatur bezeichnet, bei der nur ein Minimum an Energie für die Regulierung der Körperkerntemperatur auf die erwünschten 36 bis 37 Grad benötigt wird. Sie wird als Indifferenztemperatur bezeichnet, bei der einem weder warm noch kalt ist.

Unbekleidet beträgt sie bei Erwachsenen 28 bis 30 Grad, „normal" bekleidet 18 bis 21 Grad. Bei körperlicher Arbeit sinkt sie um 5 bis 10 Grad. Etwa 18 Grad Raumtemperatur reichen beim Schlafen. Der Körper fährt im Schlaf seine Körpertemperatur herunter, eine kühlere Umgebung hilft ihm dabei.

FRISCHLUFT

MIT DURCHZUG

Bei einer Hitzewelle das Zuhause kühl zu halten, ist ein ehrgeiziges Unterfangen. Gut zu lüften ist die beste Methode, um Frische in die Wohnung zu holen. X-beliebig die Fenster aufzureißen, bringt allerdings nichts. Es gilt, den richtigen Zeitpunkt zu erwischen: frühmorgens, am späteren Abend und nachts, wenn die Temperatur deutlich absinkt und maximal gleich hoch wie in der Wohnung ist.

Wie am effektivsten lüften? Am besten Fenster und Zimmertüren weit öffnen und die Wohnung quer durchlüften. Die Luftzirkulation trägt die warme, feuchte Innenluft nach draußen und bringt frische Luft herein. Damit der Luftaustausch gut funktioniert, empfiehlt es sich, bis zu 20 Minuten zu lüften.

TIPP   Öfter einmal alle Schranktüren beim Lüften öffnen, denn auch Schränke speichern heiße Luft.

Die Fenster nur zu kippen, reicht nicht. Wenn es die Wohnung zulässt, lohnt es sich, einige Fenster auch nachts offen zu lassen. Wo das nicht möglich ist, am Abend gründlich lüften.

Wenn Sie einen Ventilator haben: Stellen Sie ihn ans Fenster, und zwar so, dass er aus dem Raum hinausbläst und die heiße Raumluft nach draußen wirbelt. Mit diesem Trick kühlt die Luft rascher ab.

DIE SCHOTTEN
DICHT

Wenn nach der morgendlichen Lüftung die Temperatur wieder zu steigen beginnt: Fenster schließen, damit die Hitze draußen bleibt. Wenn sie einmal in der Wohnung ist, bringen wir sie nur schwer wieder hinaus. Das gilt vor allem für dicht verbaute Gegenden in Städten. Häuserzeilen und Asphalt sind hervorragende Hitzespeicher und die heiße Luft staut sich, statt abzuziehen.

ACHTUNG   Wenn sich bei geschlossenen Fenstern mehrere Menschen in einem Raum aufhalten, wird die Luft feuchter und sauerstoffärmer, sodass sie nach herkömmlichem Sprachgebrauch schlecht wird – besonders rasch bei kleinen Räumen. Damit alle wieder durchatmen können, braucht es von Zeit zu Zeit einen kurzen Durchzug.

KÜHLENDES
DUNKEL

Geschlossene Fenster sind das eine, die Zimmer abzudunkeln das andere. Wir kennen das aus südlichen Ländern, wo man sich zur Zeit der größten Hitze gerne in die wohltuende Dunkelheit der Wohnräume flüchtet. Hinter dicken Mauern, hölzernen Läden, Schatten spendenden Markisen, Rollos oder vorgezogenen Vorhängen lässt sich der Hitze am besten trotzen. Bis es wieder kühler wird.

Laut der Deutschen Energie-Agentur kann die Sonneneinstrahlung durch Außenrollos um bis zu 75 Prozent gemindert werden, mit Innenrollos und dichten Vorhängen um bis zu 25 Prozent. Ideal sind Schattenspender mit einer hellen, reflektierenden Außenseite.

WIND MACHEN

Ein Ventilator ist eine lohnenswerte Anschaffung, die heiße Räume im Sommer erträglicher macht. Die kleinen Windmaschinen kühlen zwar die Luft nicht direkt, bringen sie aber in Fahrt, und bewegte Luft fühlt sich kühler an. Der Luftzug bläst die warme Luft von der Haut, der Schweiß kann rascher verdunsten und hinterlässt Kühle. So halten wir höhere Temperaturen leichter aus. Die Raumtemperatur sinkt aber nicht.

> **Es macht wenig Sinn, den Ventilator laufen zu lassen, während man nicht zu Hause ist. Er kühlt uns, aber nicht die Luft im Raum.**

Bei zu großer Hitze stößt der Ventilator, auch wenn er voll auf Touren läuft, an seine Grenzen. Das Zusammenspiel zwischen Luftstrom und kühlendem Schweiß funktioniert nicht mehr. Läuft der Ventilator trotzdem weiter, können Haut und Schleimhäute dehydrieren, sprich austrocknen. Mit möglichen negativen Auswirkungen auf den gesamten Flüssigkeitshaushalt unseres Körpers. Generell wird empfohlen, den Ventilator immer in einiger Entfernung vom Körper zu positionieren und den Luftstrahl nicht direkt auf ihn zu richten. Und um einem möglichen Flüssigkeitsverlust vorzubeugen – viel trinken!

KLIMAANLAGE

MARKE EIGENBAU

Ein wirksamer Trick: Den Ventilator auf den Boden oder so tief wie möglich stellen. Davor einen Eimer oder ein großes Gefäß mit Eiswürfeln so positionieren, dass der Ventilator Luft darüberbläst. Kühlt nicht ganz wie eine echte Klimaanlage, erfrischt aber herrlich.

LESEN

STATT FERNSEHEN

Fernsehgeräte, egal welches Modell, geben unbestritten Wärme ab. Bei kühlen Temperaturen spielt das keine Rolle, bei Hitze zählt jedes zusätzliche Grad. Lesen an einem warmen Sommerabend, an dem es gar nicht dunkel werden mag, braucht allenfalls eine Leselampe, die nur wenig Wärme abstrahlt. Lesen ist daher hitzetechnisch (und natürlich auch sonst!) als Alternative sehr empfehlenswert. Auf das Fernsehen muss man im Sommer natürlich nicht komplett verzichten – aber als Preis für einen ausgiebigen Fernsehabend eine etwas höhere Temperatur im Zimmer in Kauf nehmen. Wärmequellen verstecken sich an vielen Stellen unserer Wohnung, auch dort, wo wir es vielleicht gar nicht vermuten.

WÄRMEQUELLEN

MINIMIEREN

Hitze nistet sich überall ein: dicke Teppiche, Kuschelkissen, Regale mit Kleinkram, volle Kleiderschränke, dunkles Mobiliar und vollbehängte Wände sind wahre Wärmespeicher. Wohlig im Winter, im Sommer braucht die Wohnung Luft und Helligkeit. Wo immer es möglich ist, HITZEFÄNGER verbannen: Wollteppiche aufrollen, helle, leichte Bezüge auf die Kissen, Buntes statt Dunkles, winterliche Deko wegräumen ...

Neben den Hitzefängern haben wir in unserer Wohnung auch eine Reihe von WÄRMEPRODUZENTEN: alle elektrischen Geräte, nicht bloß, wenn wir sie anschalten, sondern selbst im Stand-by-Betrieb. Übrigens auch Steckdosenleisten mit Schalter. Deshalb alles, wenn es nicht in Gebrauch ist, am besten vollständig ausschalten. Am meisten Wärme erzeugen Geräte, die Wasser erhitzen, also beispielsweise der Geschirrspüler und die Waschmaschine. Nach Möglichkeit erst abends bei geöffneten Fenstern in Betrieb nehmen. Der Wäschetrockner heizt am stärksten, am besten in den Sommerurlaub schicken und die Wäsche im Freien oder auf einem Wäscheständer aufhängen.

TIPP   Kochen muss sein. Bei Elektroherden die Platten oder das Backrohr – sofern Sie es überhaupt benutzen wollen – kurz vor Ende der Kochzeit ausschalten. Sie geben ja weiterhin Wärme ab, die meist für die Fertigstellung eines Gerichts ausreicht.

Wer kennt das nicht? Eine TROPENNACHT. Im Schlafzimmer ist es heiß, die Wände sind warm wie ein Heizkörper, die Luft steht, es bleibt einem fast der Atem weg.

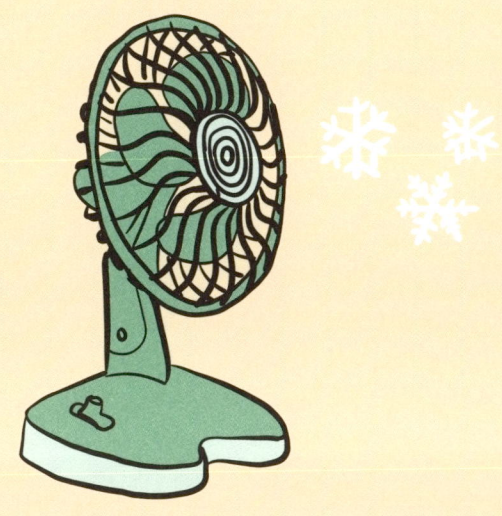

Unter solchen Bedingungen einen erholsamen Schlaf zu finden, ist nicht leicht. Der Körper ist schwer damit beschäftigt, seine Innentemperatur zu regulieren, der Kreislauf muss deutlich mehr arbeiten, damit das gelingt. Wenn wir überhaupt einschlafen können, wälzen wir uns unruhig herum, schwitzen, wachen immer wieder durstig auf.

VON EINER TROPENNACHT SPRICHT MAN IN DER METEORO-LOGIE, WENN DIE TEMPERATUR ÜBER NACHT NICHT UNTER 20 GRAD ABSINKT.

Einen guten, erholsamen Schlaf brauchen wir für unsere körperliche und geistige Regeneration. Wenn sie durch Schlafmangel zu kurz kommt, sinkt unsere Leistungs- und Konzentrationsfähigkeit. Das tritt bei vielen Menschen bereits nach einer einzigen zu kurzen Nacht ein, sind es mehrere Nächte hintereinander, reagieren wir laut Studien so, als hätten wir 0,5 Promille Alkohol im Blut. Wir funktionieren zwar irgendwie, sind aber nicht richtig da.

> Das Schlafbedürfnis variiert von Mensch zu Mensch, ist abhängig vom Alter und angeblich auch von der Genetik. Für einen erwachsenen Menschen werden sieben bis neun Stunden Schlaf als ideal angenommen. Ausschlaggebend ist aber nicht nur die Stundenanzahl, sondern auch die Schlafqualität. Da können sechs Stunden Durchschlafen mehr bringen als acht Stunden mit Unterbrechungen.

KÜHL

BETTEN

Bei Hitze sind fein gewebte Stoffe aus Baumwolle für Bettlaken, Kissenbezüge und, falls überhaupt notwendig, Bettdecken angesagt. Sie liegen kühl auf der Haut, sind saugfähig und geben die Feuchtigkeit auch wieder ab – so bleibt man weitgehend trocken. Beliebt ist die sogenannte Renforcé-Bettwäsche sowie Bettwäsche aus atmungsaktivem Perkal oder Seersucker, in dessen krinkeliger Struktur die Luft zirkulieren kann.

Leichte Stoffe aus Baumwolle, Seide oder anderen Naturfasern sind auch für Nachthemd oder Pyjama ideal. Sie nehmen den Schweiß gut auf und trocknen anschließend sehr schnell. Sollen wir nicht ganz darauf verzichten und schlafen, wie Gott uns schuf? Angenehm, aber der Schweiß wird nicht von der Nachtkleidung aufgefangen und geht direkt ins Bettzeug. Das muss dann mindestens zweimal pro Woche in die Waschmaschine.

AUS DEM EIS

Wie wäre es mit einem gut gekühlten Laken, einem kalten Kopfkissen im feuchten Nacken oder einem eisgekühlten Nachthemd? In Spanien ist es offenbar gängig, seine Nachtwäsche einige Stunden vor dem Schlafengehen auf Eis zu legen – in eine Kunststofftüte gewickelt in den Kühlschrank oder das Eisfach. Sofern darin genug Platz ist. Zwar lässt der Effekt bald wieder nach, es hilft aber beim Einschlafen. Auch Socken aus dem Eis kühlen hervorragend. Über die Füße lässt sich die Körpertemperatur leicht absenken, wir kennen das von den Fußwickeln bei Fieber.

TIPP   Mit kaltem Wasser gefüllt, lässt sich jede Wärmflasche im Sommer als Kühlflasche zweckentfremden. Zwischen die Oberschenkel gelegt, verteilt sich die Kühlung gleichmäßig im Körper.

NASSE TÜCHER

AUFHÄNGEN

Ein beliebter Kühltrick ist das Aufhängen nasser Tücher oder Handtücher vor dem Fenster oder zwischen zwei Stühlen. Durch die Verdunstung wird der Umgebung Wärme entzogen und die sogenannte Verdunstungskälte abgegeben. Das funktioniert aber nur so lange, bis die Luft mit Feuchtigkeit gesättigt ist. Wenn Schweiß nicht mehr verdunsten kann, weil es zu feucht ist, gerät das Regulierungssystem unseres Körpers durcheinander. Wir haben alle schon am eigenen Leib erfahren, dass bei derselben Temperatur feuchte Hitze deutlich heißer empfunden wird als trockene. Bei nassen Tüchern im Raum müssen wir daher für einen Luftaustausch sorgen, damit wir den Kühleffekt erhalten.

NÄCHTLICHE
ERFRISCHUNG

Um sich vor dem Schlaf noch einmal abzukühlen, lauwarm duschen, nicht abtrocknen und das Wasser auf der Haut verdunsten lassen. Sie wissen bereits: Verdunstungskälte! Damit Sie in der Nacht den Durst stillen können, am besten ein Getränk neben das Bett stellen. So muss in der Nacht nicht lang danach gesucht werden. Besonders praktisch ist eine große Thermoskanne, die es kühl hält und einen Trinkbecher obenauf hat. Hübsch und praktisch sind beispielsweise die bunten chinesischen Vintage-Kannen.

Wann immer Sie von der Hitze wach werden, bringt ein feuchter Waschlappen etwas Erfrischung. Oder ein etwas abgewandeltes OSHIBORI-ERFRISCHUNGSTUCH japanischer Art. Die Feuchttücher werden in japanischen Restaurants traditionell vor dem Essen gereicht: zur Reinigung, zur Erfrischung, als belebende Kompresse auf Gesicht und Augen.

> **TIPP** Für Oshiboris kleinformatige Handtücher in Eiswasser legen, gut auswringen und klein zusammenrollen. Für unseren Zweck in eine kleine Thermobox legen und griffbreit neben das Bett stellen. Kühlt fantastisch und der Schlaf ist gerettet.

Wie SCHÜTZEN wir unseren Körper am wirkungsvollsten vor aggressiven Sonnenstrahlen und sengender Hitze?

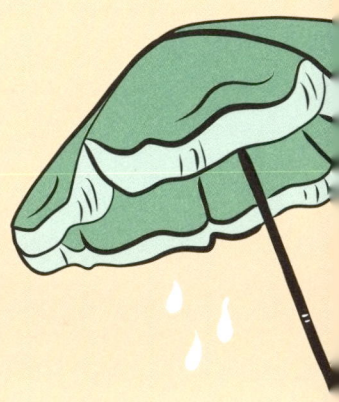

Schauen wir zu den Hitzepolen der Welt, werden wir bemerken, dass die Menschen dort ihren Körper lieber einhüllen als entblättern, den Kopf bedecken, anstatt sich barhäuptig der Sonne auszusetzen. Jedes Fleckchen Schatten suchen.

Eine seit Jahrzehnten laufende Kampagne in Australien, das zu den heißesten Ländern der Welt zählt, bringt es auf den Punkt: Die simple Faustregel „Slip! Slop! Slap! Sleek! Slide!" lernt schon jedes Kind. Gemeint ist damit: in körperbedeckende Kleidung schlüpfen, Sonnencreme mit hohem Lichtschutzfaktor benutzen, einen breitkrempigen Hut aufsetzen, den Schatten suchen und eine Sonnenbrille tragen, die unsere Augen vor UV-Strahlen schützt. In Australien primär als Vorsorge gegen Hautkrebs gedacht, schützt uns manches davon zudem gegen die brennheiße Sommerluft.

ANZIEHEN

Am liebsten würden wir mitunter vor lauter Hitze jedes Stückchen Stoff von uns werfen. Oder höchstens das Allernötigste, das gerade noch der Schicklichkeit geziemt, anziehen. Ein Blick auf Kulturen, die seit eh und je in brütender Hitze leben, zeigt aber: Mehr Stoff bringt bei Hitze mehr.

> **Bodenlange Garderobe mit weiten, luftigen Schnitten lässt die Luft am Körper zirkulieren. Weht ein leichter Wind, entsteht unter der Kleidung ein leichter Luftzug. Das kühlt die Haut.**

Lange, lockere Ärmel schützen vor der sengenden Sonne. Deshalb tragen Wüstenvölker lange, baumwollene Hemden, Tuniken, lockere Überwürfe mit oder ohne Kapuze, weite Hosen und lose Kaftane. Die fließende Kleidung der Beduinen besteht oft gar aus Schurwolle und ist dunkel gefärbt.

In der feuchten asiatischen Hitze sind, vor allem auf dem Land, seidene Zweiteiler im Pyjamastil beliebt, dazu der typische Hut aus Reisstroh. In Indien hüllen sich Frauen traditionell in luftige Saris. Die traditionelle Kleidung der Männer besteht aus einem losen Hemd mit weiten Ärmeln, der Kurta, und dem Dhoti, einem um die Beine gewickelten Stück Stoff.

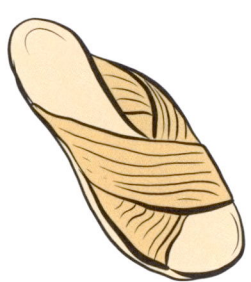

ODER WEISS?

Dunkle Kleidung bei Hitze? Für die meisten von uns ein No-Go. Wir sind überzeugt, dass man im kleinen Schwarzen mehr schwitzt als in einem weißen Kleid. Klingt logisch, da Weiß die Sonne reflektiert, während Schwarz das Sonnenlicht schluckt.

Es ist richtig: Schwarze Kleidung nimmt mehr Sonnenstrahlen auf als weiße. Sie gibt aber andererseits mehr körpereigene Wärme nach außen ab als weiße Kleidung – diese wirft die Hitze auf die Haut zurück. Ein schwarzer Stoff blockiert zudem einen großen Teil der schädlichen UV-Strahlung, bei einem hellen dringt sie zur Hälfte auf die Haut durch. Unter einer dünnen weißen Bluse ist unter Umständen sogar Sonnencreme gefragt.

> **Ein schwarzes T-Shirt hat zum Beispiel einen Lichtschutzfaktor von über 20, helle Farben maximal LSF 10. Ein dunkles Shirt schützt also besser vor Sonnenbrand.**

Letztlich spielt die Farbe der Kleidung jedoch keine entscheidende Rolle, den Temperaturunterschied merken wir im Alltag kaum. Wesentlicher ist, aus welchem Material die Kleidung besteht und dass sie nicht zu eng am Körper anliegt.

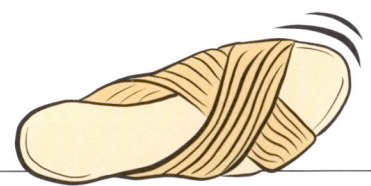

KÜHLES LEINEN
FEINE SEIDE

Ein bequemer Schnitt und Naturmaterialien wie Leinen, Baumwolle oder Seide sind perfekt für kühle Sommerkleidung an Hitzetagen. Sie lassen die Haut atmen, nehmen Feuchtigkeit auf, geben sie nach außen ab, wo sie verdunsten kann – und sehen klasse aus. Seide als tierisches Produkt ist eine Spur weniger saugfähig als das aus Flachs gewebte Leinen oder ein feiner Stoff aus der Baumwollfaser. Seide macht das insofern wieder wett, als sie imstande ist, für einen optimalen Temperaturausgleich zu sorgen: bei Wärme wie auch bei Kälte. Neuerdings gibt es Textilien aus Holzfasern und Bambus, die zudem biologisch abbaubar sind. Wie viele andere Stoffe haben sie aber das Manko, dass sie nur selten umweltschonend produziert werden. Das trifft auch auf Kunstfasern zu, die überdies den Schweiß nicht aufnehmen können und am Körper kleben, wenn man schwitzt. Deshalb riechen sie rasch unangenehm. Also besser die Hände davon lassen!

BEI SONNE
GUT BEHÜTET

Menschen in heißen Ländern bedecken ihren Körper nicht nur mit langen, weiten Gewändern, sie tragen üblicherweise auch eine Kopfbedeckung. Die brauchen auch wir, wenn wir im Sommer einen kühlen Kopf bewahren wollen. Sie schützt ihn vor Überhitzung und die Kopfhaut vor Sonnenbrand. Wenn uns die Sonne zu lange auf Kopf, Hals und Nacken knallt, laufen wir Gefahr, einen Sonnenstich zu bekommen.
Die Auswahl an schützenden Kopfbedeckungen ist riesig: vom selbst gebastelten Notbehelf über leichte, um den Kopf geschlungene Tücher, Schirmmützen wie die Basecap bis hin zum edlen Hut aus Stroh. Am besten mit einer etwas größeren Krempe.

Die Basecap, ursprünglich Kopfbedeckung von Baseballspielern, hat mittlerweile im Alltag von Jung und Alt Einzug gehalten, in der Freizeit wie im beruflichen Umfeld. Je nach Region wird sie auch Käppi, Kapperl oder Dächlikappe genannt.

ZEITUNGSHUT

Sonnenhut zu Hause vergessen? Oder der Morgen begann kühl und bewölkt, und zu Mittag wurden Sie von der Sonne überrascht? Da helfen zwei oft zu Unrecht belächelte Erste-Hilfe-Hüte, die Sie rasch aus dem Ärmel zaubern können: der Vierknoter und der Zeitungshut.

Ein großes Stofftaschentuch oder ein Nickituch ergibt, an jeder Ecke mit einem Knoten versehen, einen einfachen, improvisierten Sonnenhut.

Für den Zeitungshut eine Zeitungsseite halbieren, zwei Dreiecke vom Falz weg zur Mitte hin falten, dabei unten einen zwei Finger breiten Rand lassen, beide Seiten hochklappen, auseinanderziehen, fertig. Sie beherrschen das vielleicht noch aus Ihrer Kindheit. Beide Hüte sind bloß ein Notbehelf für die ärgste Hitze. Dauerhaften Schutz bieten sie nicht, da sie nur einen kleinen Teil des Kopfes schützen.

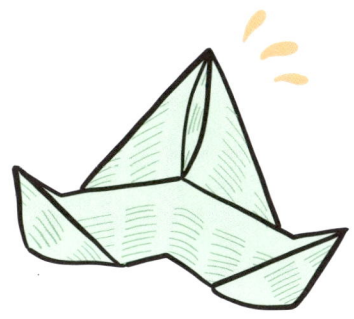

~

AUF DEM KOPF

Der Strohhut ist eine der ältesten gebräuchlichen Kopfbedeckungen in Afrika, Asien, Südamerika und Teilen Europas. Er ist der Klassiker unter den Schattenspendern und zudem modisches Accessoire in der Sommergarderobe. Mit möglichst breitem Rand geflochten, schützt er Kopf und Gesicht vor Hitze und UV-Strahlen. Er ist leicht und staut, anders als etwa Schirmkappen, kaum Hitze auf dem Kopf.

Strohhut ist nicht gleich Strohhut. Es gibt eine Vielzahl von Stroharten, aus denen er hergestellt werden kann, und eine Unzahl an Formen, von denen sich manche über die Jahrhunderte kaum verändert haben: der Florentinerhut, die Kreissäge, der Sombrero, der Stetson-Cowboyhut, der asiatische Kegelhut, der edle Panamahut. Der Panamahut wird aus dem aus Südamerika stammenden Toquilla-Stroh hergestellt, in Afrika verwendet man Stroh von der Raffia-Palme, in Asien Reisstroh und Bambusfasern, in Europa auch gerne sogenanntes Papier-Stroh, das aus Holzfasern hergestellt wird. Vorzugsweise werden Materialien verwendet, die im jeweiligen Land beheimatet und im dortigen Klima am funktionellsten sind. Im heißfeuchten Klima Asiens kann ein kegelförmiger Hut Sonne und heftige Regengüsse gleichermaßen von sich abperlen lassen.

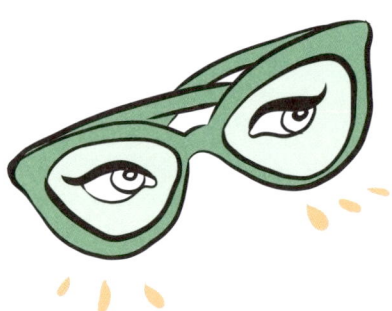

EINE

COOLE BRILLE

„Slide on some sunglasses!" ist eine der fünf Empfehlungen der schon erwähnten australischen Kampagne für den richtigen Sonnenschutz: „Setze eine Sonnenbrille auf!" Vor Hitze schützt sie uns nicht, aber vor Blendung durch das grelle Licht der Sonne, und – noch viel wichtiger – vor der schädlichen, unsichtbaren UV-Strahlung. Die kann, wenn sie ungefiltert ins Auge kommt, Binde-, Horn- und Netzhaut schädigen.

> **Besondere Vorsicht ist am Meer geboten, heller Sand und Wasser reflektieren das Sonnenlicht und verstärken seine Wirkung um bis zu 70 Prozent. UV-Strahlen treffen aber auch an bewölkten Tagen auf unsere Augen.**

Beim Kauf einer schicken Sonnenbrille als modisches Sommer-Accessoire also nicht nur darauf achten, wie sie uns zu Gesicht steht, sondern auch auf den UV-Schutz. Farbe und Tönung der Gläser sagen übrigens nichts über den UV-Schutz aus, der von einer speziellen Beschichtung stammt. Idealerweise ist unsere Sonnenbrille eher groß und am besten leicht gewölbt, damit die Strahlung auch seitlich abgeschirmt wird. Wenn sie so getönt ist, dass wir in der Sonne die Augen nicht ständig zukneifen müssen, bremst das – als netter Nebeneffekt – die Entstehung der oft ungeliebten Sonnenfältchen.

ACHTUNG   Die Sonnenbrille nicht ständig tragen! Um in den Genuss von Glückshormonen zu kommen, muss die Sonne ihren Weg ungefiltert ins Auge finden.

> **Ein Modell mit dunklen Gläsern, aber ohne UV-Schutz, ist gefährlicher als gar keine Sonnenbrille. Hinter den dunklen Gläsern weiten sich unsere Pupillen und lassen dadurch mehr Strahlen ungehindert ins Auge.**

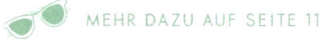 MEHR DAZU AUF SEITE 11

Bei starker Hitze verliert der Körper enorm viel Flüssigkeit. Um den FLÜSSIGKEITSVERLUST wieder auszugleichen, müssen wir ausreichend trinken, am besten Wasser.

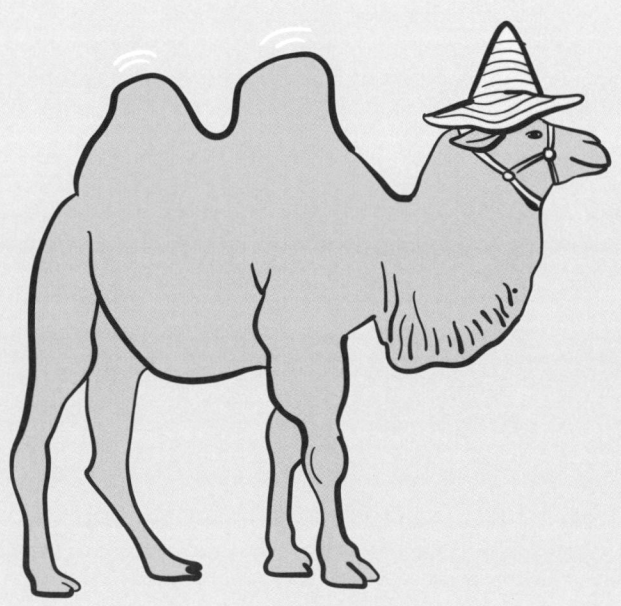

Der Mensch ist ein Wasserwesen. Unser Körper besteht je nach Konstitution, Alter und Geschlecht zu 50 bis 70 Prozent aus Wasser.

Es ist ein wesentlicher Bestandteil unserer Organe, Zellen und Körperflüssigkeiten wie etwa Blut. Also im wahrsten Sinn des Wortes unser Lebenselixier. Wasser bewegt sich im Körper in einem ständigen Kreislauf. Es transportiert Vitamine, Eiweiße, Fette, Kohlenhydrate und andere Nährstoffe in die Körperzellen und reguliert über das Blut unsere Körpertemperatur. Nur bei einem ausgeglichenen Wasserhaushalt kann der Organismus reibungslos funktionieren.

> Ohne feste Nahrung kann der Mensch durchaus einige Tage, je nach körperlicher Verfassung sogar mehrere Wochen, überleben. Ohne frisches Wasser zwei bis (in Ausnahmefällen!) vier Tage.

WIR SIND

KEIN KAMEL

An jedem Tag verliert der Körper zwei bis drei Liter Wasser, je nachdem, ob man beispielsweise am Schreibtisch sitzt oder körperlich arbeitet. Wir verlieren es durch Schwitzen, unsere Ausscheidungen, ja sogar beim Atmen. Bei höheren Temperaturen entsprechend mehr. Wir müssen rechtzeitig Flüssigkeit nachfüllen, um die „Wasserwaage" in Balance zu halten.

Ein Kamel kann bis zu 150 Liter Wasser auf einmal trinken, damit kommt es bis zu vierzehn Tage über die Runden. Anders als der Mensch schwitzt es nicht und kann daher viel Wasser speichern. Unser Körper kann maximal 800 ml Wasser pro Stunde aufnehmen und kaum etwas davon auf Vorrat anlegen. Bei Hitze ist es daher besonders wichtig, über den Tag verteilt ausreichend zu trinken. Wird der Flüssigkeitspegel nicht ausgeglichen, kommt es zu einer sogenannten DEHYDRIERUNG, einem Flüssigkeitsmangel, der sowohl körperlich als auch geistig sehr belastet. Die Austrocknung kann bis zum Hitzekollaps oder im schlimmsten Fall sogar bis zum Koma führen.

FLÜSSIGKEITSMANGEL

~

ERKENNEN

Die ersten Anzeichen eines Flüssigkeitsmangels sind ein trockener Mund, trockene Augen, Kopfschmerzen, Müdigkeit, Konzentrationsmangel und verlangsamte Reaktionen. Wenn sich diese Symptome bemerkbar machen, sollte schleunigst getrunken werden.

Mit einem Schnelltest können Sie auch ohne Labor herausfinden, ob Ihr Körper ausreichend mit Flüssigkeit versorgt ist oder nicht. Beim sogenannten HAUTTURGOR-TEST, der den Spannungszustand der Haut überprüft, kneifen Sie auf dem Handrücken zwischen Daumen und Zeigefinger eine Hautfalte leicht zusammen. Federt sie nach dem Loslassen nur langsam zurück oder bleibt länger stehen, fehlt dem Körper eindeutig Flüssigkeit.

TRINKEN

~

BEVOR DER DURST DA IST

Durst ist bereits ein Warnsignal, das Flüssigkeitsmangel im Körper anzeigt. Angeblich signalisiert der Körper schon bei einem Mangel von einem halben Prozent, dass er Nachschub braucht. Darauf sollten wir nicht warten, sondern über den Tag verteilt immer wieder trinken, um Durst gar nicht aufkommen zu lassen. Das gilt im Winter gleichermaßen wie im Sommer.

Denn Durst nimmt nicht jeder Mensch gleich wahr. So haben beispielsweise ältere Menschen ein geringeres Durstgefühl, viele trinken dann zu wenig. „Du musst mehr trinken!" Kennen wir nicht alle diese besorgte Ermahnung, die manchmal auch ganz schön nerven kann? Auch wenn es nicht nötig ist, ununterbrochen an der Wasserflasche zu nuckeln, ist es gerade bei Hitze wichtig, an regelmäßiges Trinken zu denken.

WIE VIELE LITER?

Es gibt keine Literangabe, die für alle stimmt. Die benötigte Flüssigkeitsmenge ist individuell verschieden und hängt auch davon ab, was man gerade tut oder wo man sich aufhält. Eine Regel gilt für alle: bei hohen Temperaturen viel trinken!

Für Normaltage werden als Richtwert mehrheitlich eineinhalb bis zwei Liter Wasser oder ungesüßter Tee empfohlen. Also sechs bis acht Gläser über den Tag verteilt. Wenn es draußen extrem heiß ist, benötigt der Körper deutlich mehr Flüssigkeit. Das können dann schon einmal bis zu drei Liter sein. Menschen, die körperlich schwer arbeiten oder Sport treiben, brauchen noch mehr: unter Umständen pro Stunde einen halben bis einen Liter zusätzlich.

> **Kinder benötigen weniger Wasser als Erwachsene. Im Alter geht der Bedarf wieder leicht zurück. Männer brauchen mehr Flüssigkeit als Frauen, da sie stärker schwitzen.**

Auch Ernährungsgewohnheiten spielen in der Flüssigkeitsbilanz mit. Wer viel Obst und Gemüse sowie wasserreiche Speisen wie Suppen, Eintöpfe oder Kompotte isst, nimmt zusätzlich Flüssigkeit auf – bis zu einem Liter täglich.

> **Es ergibt wenig Sinn, nach einem strikten Plan vorzugehen oder sich zum Trinken zu zwingen. Am besten, wir achten sorgsam auf unsere Körpersignale und unterschreiten die Mindestmenge an Flüssigkeit nicht.**

Es kommt nicht nur darauf an, wie viel, sondern auch was wir trinken. KLARES WASSER ist als Durstlöscher erste Wahl.

Aber nicht überall sprudelt wie in Wien frisches Hochquellwasser aus der Wasserleitung und den 1000 Trinkbrunnen der Stadt.

Wo das Wasser nicht so gut schmeckt, ist stilles Mineralwasser ein guter Ersatz. Aber immer bloß Wasser wird uns bei den großen Mengen, die wir bei Hitze trinken, manchmal etwas langweilig. Die Folge: Wir trinken weniger. Oder wir greifen zur eiskalten Limonade, die aber nur im ersten Moment erfrischend wirkt. Softdrinks oder künstlich aromatisierte Getränke entziehen dem Körper durch den hohen Zuckergehalt zusätzlich Wasser, was im Endeffekt das Durstgefühl verstärkt. Eiskalt getrunken, regen sie überdies die Schweißproduktion an, wodurch der Körper noch mehr Flüssigkeit verliert.

EISKALTE GETRÄNKE KÜHLEN UNSEREN „INNEREN KOCHTOPF" ZU SEHR AB UND WIRKEN SICH NEGATIV AUF UNSERE VERDAUUNG UND VIELE ANDERE STOFFWECHSELVORGÄNGE AUS.

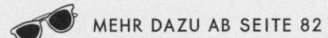 MEHR DAZU AB SEITE 82

AUFGEGOSSENES
WASSER

Es gibt zahlreiche Alternativen zu purem Wasser. Tee zum Beispiel. In vielen subtropischen, teeproduzierenden Ländern wird er den ganzen Tag über sogar heiß getrunken.

> **Wenn man immer wieder einen kleinen Schluck heißen Tee trinkt, kann der Körper konstant Schweiß produzieren. Dadurch kühlt er ab.**

Grüntee hat erwiesenermaßen einen kühlenden Effekt. Selbst Kaffee wirkt zwar kurzfristig erhitzend, aber später kühlend, wenn in Maßen genossen. Und entgegen einem hartnäckigen Gerücht kann er in der täglichen Flüssigkeitsbilanz ohne Weiteres mitgezählt werden. Schließlich besteht er großteils aus Wasser.

Wer heißen Getränken im Sommer gar nichts abgewinnen kann, versuche es einmal mit kalt aufgegossenen Tee- und Kaffeevarianten. Eine alte Tradition, die seit einigen Jahren unter dem Namen **COLD BREWS** eine Renaissance erlebt. Oder genießen Sie **INFUSED WATER**, das ist kaltes, Sie wissen: nicht eis(!)kaltes Wasser, das in vielen wohlschmeckenden Kombinationen mit Obst, Beeren, Gemüse und Kräutern versetzt wird. Alles garantiert zuckerfrei und kalorienarm. Getrunken wird es am besten zimmerwarm.

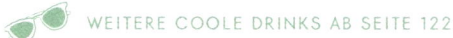 WEITERE COOLE DRINKS AB SEITE 122

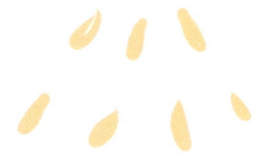

MIT ALLERLEI

Für einen kalorienarmen Durstlöscher einfach ein paar Handvoll Ihrer Lieblingszutaten mit 1 Liter Leitungswasser oder stillem Wasser in eine Karaffe geben und darin ziehen lassen. Der Geschmack entfaltet sich besonders gut, wenn man Früchte leicht zerstößt, Beeren und Kräuter vorsichtig andrückt. Neben den Aromastoffen geben die Zutaten Vitamine, Mineralstoffe und Antioxydantien an das Wasser ab. Ein guter Schuss sprudelndes oder Sodawasser in die Wassermischung, wenn man mag, peppt das Getränk zusätzlich auf.

> **Hochwertige, am besten Bio-Produkte verwenden und, bevor sie ins Wasser kommen, gut waschen.**

Zutaten, wenn in den nachfolgenden Rezepten nicht anders angegeben, mit Schale verwenden. Der Fantasie sind dabei keine Grenzen gesetzt. Sehr beliebt sind Zitrone, Gurke, Ingwer und Minze, Beeren bringen Süße ins Getränk. Die Zutaten können nach Lust und Laune variiert werden, mehr als vier sollten Sie nicht verwenden.

Die Ziehzeit ist je nach Zutaten unterschiedlich und hängt auch davon ab, wie intensiv der Geschmack sein soll. Nach zwei bis drei Stunden schmeckt das Getränk am besten. Spätestens nach einer halben Stunde alle Kräuter entfernen, Zitrusfrüchte nach drei, alle anderen Zutaten nach vier Stunden.

> **Ein kleiner Trick für Ungeduldige: über die Zutaten zuerst einen Schuss heißes Wasser gießen, bevor das kalte Wasser aufgefüllt wird. Das beschleunigt den Ziehprozess.**

Sie können das Getränk aber auch schon am Abend zubereiten und über Nacht im Kühlschrank ziehen lassen. Am Morgen bei Raumtemperatur etwas stehen lassen, nicht eiskalt trinken. Wenn Sie den ersten Schluck gar nicht erwarten können, das Wasserglas vor dem Eingießen heiß ausspülen, um die Flüssigkeit zu temperieren.

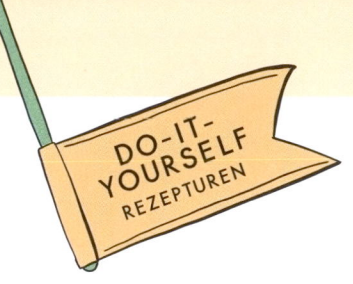
DO-IT-
YOURSELF
REZEPTUREN

ANANAS-ERDBEEREN-MINZE

1 Tasse Ananasstücke, ohne Schale
5 Erdbeeren, ohne Kelch, halbiert
2 Stängel Minze

ANANAS-MANGO-INGWER

1 Tasse Ananasstücke, ohne Schale
½ Mango, geschält, gewürfelt
3 Scheiben Ingwer

BROMBEEREN-TRAUBEN-THYMIAN

10 Brombeeren
Je 10 kernlose weiße und blaue
  Trauben, halbiert
1 Zweig Thymian

ERDBEEREN-LIMETTE-BASILIKUM

5 Erdbeeren, ohne Kelch, halbiert
½ Limette, in Scheiben
2 Stängel Basilikum

HIMBEEREN-LIMETTE-ROSMARIN

10 Himbeeren
½ Limette, in Scheiben
1 kleiner Zweig Rosmarin

MANGO-GURKE-INGWER

¼ Mango, geschält, in Schnitten
3 Scheiben Gurke
2 Scheiben Ingwer

NEKTARINE-HIMBEEREN-ZITRONE-INGWER

1 große Nektarine, in Spalten
1 Handvoll Himbeeren
1 Zitrone, in Scheiben
5 Scheiben Ingwer

BLAUBEEREN-ZITRONE-LAVENDEL

2 Handvoll Blaubeeren
½ Zitrone, in Scheiben
1–2 Zweige Lavendel

ERDBEEREN-HIMBEEREN-BROMBEEREN

5 Erdbeeren, ohne Kelch, geviertelt
10 Himbeeren
10 Brombeeren

GRAPEFRUIT-GRANAT-APFEL-MINZE

½ Grapefruit, in Scheiben
Kerne eines halben Granatapfels
1 Stängel Minze

GRAPEFRUIT-ZITRONE-SALBEI

½ rosa Grapefruit, in Scheiben
¼ Zitrone, in Scheiben
1 Stängel Salbei

LIMETTE-BASILIKUM-ZITRONENGRAS-INGWER

1 Limette, in Scheiben
2 Stängel Basilikum
1 Stängel Zitronengras, Inneres in
  Scheibchen
5 Scheiben Ingwer

WASSERMELONE-HIMBEEREN-BASILIKUM

2 Tassen Wassermelone, ohne
  Schale, gewürfelt
15 Himbeeren
2 Stängel Basilikum

BRÜHEN

Das klingt wie ein Widerspruch in sich, bedeutet aber nichts anderes als eine Methode, bei der Kaffee oder Tee mit kaltem statt heißem Wasser aufgegossen wird. Seit einigen Jahren neu entdeckt, hat Cold Brewing, wie diese Zubereitungsart heißt, eine jahrhundertealte Geschichte.

Bereits im Japan des frühen 17. Jahrhunderts wurde Kaltwassertee mit frischem Flusswasser zubereitet, in dem man Teeblätter einweichte und eine Weile ziehen ließ. Etwas später wurde diese Methode auch auf Kaffee angewendet, der „Cold Brew Coffee" war geboren. Beim „Cold Drip" wird Kaffee nicht aufgegossen, sondern tröpfchenweise extrahiert. Angeblich war hier Kyoto Vorreiter, weshalb dieses Verfahren auch Kyoto-Style-Drip genannt wird.

Eine andere Geschichte besagt, dass eigentlich holländische Seefahrer im 17. Jahrhundert als Erste diese Art der Kaffeezubereitung auf ihren Schiffen praktiziert haben und nach Japan mitbrachten. Mit dem Dutch Drip, einem lange haltbaren Kaffee-Konzentrat, war der tägliche Koffeingenuss gesichert – ganz ohne Hitzequelle.

In Japan wurde die Kunst, Kaffee kalt aufzubrühen, im Laufe der Jahrhunderte perfektioniert und landete als Bestandteil einer neuen Kaffeekultur rund um das Jahr 2010 zunächst in den USA und etwas später in Europa.

> **Cold Brews sind an heißen Sommertagen sehr erfrischend, aber Achtung: Kalt gebrühter Kaffee hat einen höheren Koffeingehalt als seine heiß gebrühte Variante. Kaltwassertee hingegen enthält deutlich weniger Koffein als heißer.**

MIZUDASHI

Mizudashi bedeutet im Japanischen „kalt ziehen lassen", also „cold brewing". Es bezieht sich auf die genannte traditionelle japanische Art der Zubereitung von grünem Tee mit kaltem Wasser. Für einen Cold-Brew-Tee eignen sich fast alle großblättrigen Teesorten. Loser Weißtee und Grünteesorten schmecken besonders gut und haben schon von Grund auf einen kühlenden Effekt. Schwarztee ist unüblich.

Beim Kaltwassertee gelangen die Extrakte der Teeblätter langsamer ins Wasser als beim heißen Tee-Aufguss. Dadurch können sich die Aromen intensiver entfalten, die Bitterstoffe lösen sich weniger stark, der Tee schmeckt milder und ist sehr erfrischend.

GRANDPA-TEE

Die einfachste und schnellste Methode, Kaltwassertee zuzubereiten, ist, etwa 1 EL losen Tee in ein Gefäß zu geben und mit einem halben Liter kaltem Wasser aufzugießen. Wann immer ein Teil getrunken ist, wird wieder Wasser nachgefüllt. Der Tee schmeckt anfangs sehr leicht, im Laufe des Tages entwickeln sich die Aromen in voller Stärke. Diese Art der Zubereitung nennt sich Grandpa-Tee, wohl weil er bei der älteren Generation Chinas besonders beliebt ist. Er ist der ideale Begleiter für unterwegs. In China meist in simplen Schraubgläsern, eine To-go-Flasche eignet sich genauso gut.

Sie können den frischen Kaltaufguss alternativ für mehrere Stunden oder über Nacht im Kühlschrank ziehen lassen und den Tee dann kühl, aber nicht eiskalt servieren. Besonders leicht und erfrischend mit einem Schuss Sprudelwasser. Sehr köstlich, wenn aus Grüntee mit Jasmin- oder Bergamotte-Aroma zubereitet.

KOORIDASHI

Bei einer speziell japanischen Variante des Kaltwassertees wird grüner Tee mit Eiswürfeln zubereitet: Kooridashi. 1 EL Teeblätter in ein Kännchen mit 250 ml Fassungsvermögen geben. Mit Eiswürfeln auffüllen, warten, bis sie geschmolzen sind. Das Resultat ist ein limettengrünes, hochkonzentriertes Getränk, quasi ein „Tee-Espresso". Salzig, intensiv, sehr erfrischend, aber nicht jedermanns Sache.

KAFFEE VON GESTERN

TIPP

Sehr gut schmeckt auch
ein Cold Brew, dessen
Kaffeepulver etwas zer-
stoßener Kardamom
untergemischt wird.
Es macht ihn noch be-
kömmlicher.

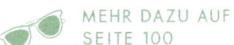
MEHR DAZU AUF
SEITE 100

Cold Brew Coffee wird über mehrere Stunden in kaltem Wasser extrahiert. Wie der kalt gebrühte Tee enthält er weit weniger Bitterstoffe als heiß zubereiteter Kaffee, ist säurearm, sehr aromatisch und schmeckt manchmal fast fruchtig.

Die Zubereitung ist einfach: Für einen trinkfertigen Cold Brew Coffee brauchen wir ein großes Glasgefäß, 70–100 g sehr grob gemahlenen Kaffee, 1 Liter kaltes Wasser, 1 Kaffeefilter und 12 bis 24 Stunden Zeit. Für ein Konzentrat, das sich bis zu zwei Wochen im Kühlschrank hält und vor dem Trinken 1:1 verdünnt werden muss, die doppelte Menge Kaffee auf 1 Liter Wasser verwenden. Das Konzentrat eignet sich auch für Drinks, z. B. gemischt mit Tonic und einem Spritzer Limette.

Wasser und Kaffee am besten in zwei Schritten mischen, damit die Inhaltsstoffe gleichmäßig abgegeben werden. Zuerst drei Viertel vom Kaffeepulver mit zwei Drittel der Wassermenge vorsichtig umrühren und fünf Minuten stehen lassen. Dann den Rest von Kaffee und Wasser zugeben und einrühren. Gefäß zudecken oder mit Klarsichtfolie verschließen. Bei Raumtemperatur 12 Stunden ziehen lassen oder im Kühlschrank 12 bis 24 Stunden. Im Kühlschrank wird der Kaffee eine Spur bitterer. Dann muss der Kaffee nur noch gefiltert werden. Zuerst nach und nach durch ein feines Sieb laufen lassen, dann nochmals durch einen Kaffeefilter oder ein Käsetuch. Wenn er aus dem Kühlschrank kommt – Sie erinnern sich –, nicht eiskalt trinken!

Nicht ganz stilecht, aber sehr einfach funktioniert das kalte Aufbrühen auch mit einer sogenannten „French Press"-Kaffeemaschine, darin ist der Filter bereits eingebaut. Sehr stilecht (und inzwischen auch stylish) ist hingegen Cold Brew aus dem Coffee Dripper, der das Wasser nur tropfenweise abgibt.

Für den eigenen Lieblings-Brew unterschiedliche Kaffeesorten, Kaffeemengen und Ziehzeiten ausprobieren. Wir bereiten den Kaffee am liebsten aus 70 g kräftigem, zart schokoladigem Arabica aus Guatemala zu und lassen ihn bei Zimmertemperatur über Nacht 12 Stunden ziehen.

Unser Körper arbeitet immer auf seine optimale Körpertemperatur von 36 BIS 37 GRAD hin. Bei sehr großer Hitze sind die üblichen Regulierungsfunktionen wie das Schwitzen überfordert, wir müssen den Körper beim Kühlen auch von außen unterstützen.

Am besten wieder mit Wasser. Ideal für eine Portion Frische, um ihn bei Hitze auf gleich zu bringen, abzukühlen oder einer kleinen erfrischenden Kneippkur im Badezimmer zu unterziehen.

SEBASTIAN KNEIPP ERKRANKTE IM JAHR 1846 ALS JUNGER MANN AN TUBERKULOSE, BEHANDELTE SICH MIT EISKALTEN TAUCHBÄDERN IN DER DONAU UND WURDE WIEDER GESUND. KNEIPP BESCHÄFTIGTE SICH IN DER FOLGE INTENSIV MIT DER GESUNDHEITSFÖRDERNDEN KRAFT DES WASSERS. KNEIPPEN IST SEIT 2015 VON DER UNESCO ALS IMMATE-RIELLES KULTURERBE ANERKANNT.

WASSER

ÜBER DEN PULS

Eine schnelle und einfache Erfrischungsmethode: Handgelenke etwa eine Minute lang unter kaltes Wasser halten. Beim Puls sind Venen und Arterien nur von einer dünnen isolierenden Hautschicht bedeckt. Deshalb wird das im Körper zirkulierende Blut sehr schnell gekühlt. Funktioniert auch in den Armbeugen.

WOHLTUEND

FÜR DEN KOPF

Wenn einem die Hitze zu Kopf steigt, Schläfen, Gesicht und Nacken wiederholt mit kaltem Wasser benetzen. Ein feuchtkaltes Handtuch in den Nacken gelegt kühlt noch effektiver. Oder tauchen Sie die Fingerspitzen in eiskaltes Wasser und legen Sie sie an die Schläfen.

HEISSE BEINE

IM KÜHLEN NASS

Einen etwas längeren Kühleffekt hat ein Wadenbad schon dadurch, dass die gekühlte Fläche vergleichsweise größer ist. Und es bringt den in der Hitze angeschwollenen Füßen Linderung. Für das Bad einen großen Eimer, in dem beide Beine Platz haben, mit kühlem Wasser füllen, Beine bis unter die Knie für zehn bis fünfzehn Minuten hineinstellen. Alternativ zwischendurch ein Fußbad in einer flachen Spülwanne genießen, das geht meistens sogar im Büro.

ACHTUNG   Nicht bei Schmerzen im unteren Rücken, Nieren- und Blasenproblemen oder Neigung zu kalten Füßen anwenden!

DEN GANZEN KÖRPER

Für eine noch länger anhaltende Kühlung müssen wir mit dem ganzen Körper in das erfrischende Nass eintauchen. Aber wer hat schon das Meer, den Badesee, das Schwimmbad oder einen Pool um die Ecke? Die eigene Dusche oder Badewanne bietet Abhilfe. Duschen Sie bei Hitze, sooft Ihnen danach ist und sich die Möglichkeit ergibt.

Aber bitte lauwarm, auch wenn Sie kaum etwas mehr anlacht, als sich unter einen eiskalten Duschstrahl zu stellen. Ein herrliches Gefühl! Aber keine allzu gute Idee. Wir kühlen zwar erst einmal wohltuend ab. Der Körper will aber seine gewohnte Temperatur sofort wiederherstellen, stellt daher seine Heizung an und produziert energisch Wärme. Also das Gegenteil von dem, was wir eigentlich wollten. Eine lauwarme Dusche kühlt den Körper hingegen nur leicht ab und er muss nicht gegen die Kälte mobilisieren.

Besonders wohltuend ist deswegen auch ein absteigendes Bad. In die Badewanne legen, zuerst lauwarmes Wasser einlaufen lassen, dann ganz langsam kaltes Wasser nachfüllen. Sobald es einem zu kühl wird, aus der Badewanne steigen.

KNEIPPEN

Die gesundheitsfördernde Kraft des Wassers erkannte der „Wasserdoktor" Sebastian Kneipp schon im 19. Jahrhundert. Über 100 Anwendungen hat er für die Kneipp'schen Wasserkuren entwickelt. Auch solche, die gegen Hitzebeschwerden bei hochsommerlichen Temperaturen hilfreich sind. Dafür müssen Sie keine Kuranstalt aufsuchen. Eine Mini-Kneippkur gelingt auch im eigenen Badezimmer.

DER MUNTER-MACHER-GESICHTSGUSS

Er regt unser Gehirn an und ist eine Schnellkur für den müden Kopf, müde Augen und gegen leichte Kopfschmerzen. Dazu ein Handtuch um den Hals legen und den Kopf über die Badewanne beugen. Mit einem Schlauch oder der Brause einen schwachen, kühlen Wasserstrahl über die Stirn von der rechten zur linken Schläfe führen. Dann dreimal entlang der rechten, danach der linken Gesichtshälfte. Zuletzt in Kreisen über das ganze Gesicht. Dazwischen Atmen nicht vergessen! Das Gesicht nicht abtrocknen, sondern das Wasser nur mit der Hand abstreifen.

DER „KNEIPP-ESPRESSO"

TIPP

Der Kneipp-Espresso ist eine wirksame Erste-Hilfe-Maßnahme bei einem drohenden Hitzekollaps.

„Das erfrischende Armbad", eine der Kneipp-Anwendungen, gibt uns einen Kick wie frischer Kaffee. Der natürliche Wachmacher belebt uns, regt uns aber nicht auf und lässt uns auch ohne Weiteres schlafen. Für den Kneipp-Espresso das Waschbecken mit kaltem Wasser füllen. Zuerst den rechten, dann den linken Unterarm so weit wie möglich eintauchen und hin und her bewegen, solange es angenehm ist. Dann Arme aus dem Wasser, das Wasser nur abstreifen, hin und her gehen und dabei die Arme kräftig schwingen, bis sie trocken sind.

DAS BELEBENDE WASSERTRETEN UND DER KALTE SCHENKELGUSS

Helfen bei heißen und geschwollenen Beinen. Für das Wassertreten, die wohl berühmteste Wasseranwendung von Sebastian Kneipp, 15 bis 20 Zentimeter hoch kühles Wasser in die Badewanne einlassen, zwei Minuten wie ein Storch hin und her staksen. Für den kalten Schenkelguss in der Badewanne oder Dusche einen Wasserstrahl vom kleinen Zeh außen am Bein entlang bis zum Becken führen und an der Innenseite wieder zurück. Wie bei den vorigen Übungen herzabgewandt, somit rechts beginnen. Zuletzt beide Fußsohlen begießen. Bei beiden Anwendungen die Beine nicht abtrocknen, sondern das Wasser mit den Händen abstreifen.

Auch hier ist Vorsicht bei Schmerzen im unteren Rücken, Nieren- und Blasenproblemen oder der Neigung zu kalten Füßen geboten.

Wenn es draußen heiß ist und wir keine Möglichkeit haben, uns im oder mit Wasser abzukühlen, bringt ein SPRÜHSTOSS AUS DER FLASCHE die ersehnte Erfrischung.

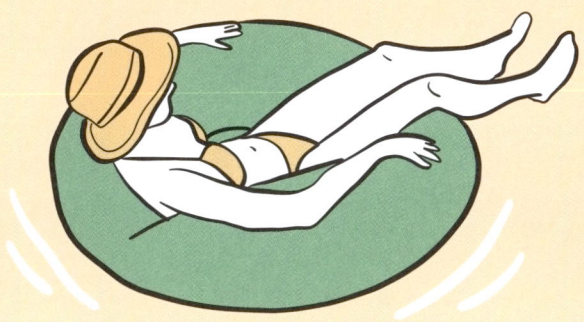

Ein kühlendes Gesichts- oder Körperspray kann die Hitze erträglicher machen und versorgt die Haut zwischendurch mit Feuchtigkeit.

Nach einem Hitzetag in der Wohnung, im Büro – womöglich mit Klimaanlage – oder im Schwimmbad braucht die Haut eine ausgleichende Pflege. Wenn wir es mit dem Sonnenbad etwas übertrieben haben, ist sie gereizt und spannt, kühlende, beruhigende und pflegende Masken tun ihr da wohl.

Beides – Spray wie Maske – können wir unkompliziert selbst herstellen. Die meisten Zutaten kommen aus der häuslichen Küche oder vom Markt, den Rest besorgen wir uns in der Drogerie oder dem Reformhaus. Je nach Rezept etwa ätherische Öle, Rosenwasser, Aloe Vera oder Hamamelis.

FRISCHEKICK

FÜR ZWISCHENDURCH

Für ein einfaches, sehr leichtes Erfrischungsspray reichen schon zwei Zutaten: Wasser oder Sprudelwasser und ein paar Tropfen ätherische Öle. Leitungswasser sollte abgekocht oder destilliert sein. Eine kleine Sprühflasche mit 150 ml Fassungsvermögen brauchen wir auch. Sprühflaschen gibt es in Drogeriemärkten, Kosmetikshops oder im Versandhandel.

Die Flasche füllen wir mit dem Wasser auf, geben 4–5 Tropfen ätherisches Öl dazu und schütteln kräftig, damit sich alles gut vermischt. Für Sprays mit Minzöl reichen 2–3 Tropfen. Da Minze die Haut reizen kann, sind sie für das Gesicht nicht geeignet. Vor jeder Anwendung aufschütteln, damit sich Öl und Wasser gut verbinden.

Als Alternative können wir einen abgekühlten Teeaufguss aus Grüntee, Pfefferminz- oder Salbeitee pur oder mit ein, zwei Zusätzen versehen in die Sprühflasche füllen.

ACHTUNG   Sprays nicht auf die Kleidung sprühen, das kann Flecken geben.

Die Sprays können mit hautpflegenden Zusätzen wie Aloe Vera oder Hamamelis angereichert werden, für einen zusätzlichen Frischeeffekt auch mit Gurkensaft oder Zitrone. Sprays mit ätherischen Ölen halten einen Monat an einem kühlen, dunklen Ort (nicht in den Kühlschrank stellen!). Sprays mit Teeaufgüssen und anderen Zutaten können bis zu eine Woche im Kühlschrank aufbewahrt werden.

> Bei der Verwendung ätherischer Öle ist es empfehlenswert, immer nur echte, unverdünnte Produkte zu wählen, zum Beispiel aus der Apotheke oder dem Reformhaus.

DIY-SPRAYS

MINZESPRAY FÜR DEN KÖRPER

3 EL abgekochtes oder destilliertes Wasser, 3 EL Hamameliswasser, 3 EL Aloe-Vera-Gel und 8 Tropfen ätherisches Minzöl in eine 150-ml-Sprühflasche füllen, kräftig schütteln. Minzöl ist sehr intensiv, daher das Spray nur für den Körper verwenden. Im Gesicht kann es zu Reizungen führen. Kühlt die Haut intensiv und pflegt sie gleichzeitig.

ROSMARINSPRAY FÜR GESICHT & HAARE

½ Teelöffel Rosmarinnadeln mit 125 ml heißem Wasser übergießen und 10 Minuten ziehen lassen. Abgekühlt in die Sprühflasche füllen. Auf Gesicht und Kopfhaut sprühen. Wirkt erfrischend und im Gesicht auch abschwellend.

KÖRPERSPRAY MIT ROSENWASSER UND LAVENDEL

150 ml Rosenwasser und 8 bis 10 Tropfen ätherisches Lavendelöl in die Sprühflasche füllen und kräftig schütteln. Spendet Feuchtigkeit, wirkt beruhigend, entzündungshemmend und antibakteriell.

GRÜNTEESPRAY
MIT GURKE

1 TL Grüntee mit ½ Tasse heißem Wasser (ca. 80 °C) aufbrühen. 30 Minuten ziehen lassen, abgießen und kalt werden lassen. ½ Gurke im Mixer pürieren, Saft durch ein feines Sieb oder ein Käsetuch abfließen lassen. Beide Flüssigkeiten in die Sprühflasche füllen und gut schütteln. Wirkt erfrischend, belebend, abschwellend für Gesicht und Beine und spendet Feuchtigkeit.

GURKENSPRAY MIT
ROSENWASSER

1 große Gurke ungeschält im Mixer fein pürieren, Saft durch ein feines Sieb oder ein Käsetuch abfließen lassen. Mit 3 EL Rosenwasser, 2 TL Aloe-Vera-Gel und 3 EL frisch gepresstem Zitronensaft verquirlen, dann in eine 150-ml-Sprühflasche füllen. Kühlt und erfrischt. Für das Gesicht gut geeignet, aber: nicht in der direkten Sonne verwenden, der Zitronenanteil kann zu Pigmentflecken führen.

ERFRISCHENDES
FUSSSPRAY

75 ml abgekochtes oder destilliertes Wasser, 75 ml Apfelessig und je 1–2 Tropfen Lavendel- und Teebaumöl in eine 125-ml-Sprühflasche füllen. Kräftig schütteln. Füße mehrmals täglich einsprühen. Macht sie frisch und beugt Schweißgeruch vor.

EINE WOHLTAT

FÜR DANACH

Auch eine pflegende Gesichtsmaske für die hitze- und sonnenstrapazierte Haut können wir sehr einfach in Eigenregie herstellen.

Am einfachsten und schnellsten geht eine zu Unrecht oft verspottete alte Bekannte: die **GURKENMASKE**. Sie besteht aus nur zwei Zutaten – einer halben Gurke (ca. 100 g) und 2–4 EL Quark. Bei fetter Haut Magerquark, bei trockener Haut Quark mit höherer Fettstufe. Die halbe Gurke ungeschält im Mixer fein pürieren. Das Gurkenpüree mit dem Quark verrühren, auf das Gesicht, nach Belieben auch auf Hals und Dekolleté auftragen. Damit der Klassiker – auch optisch – perfekt wird, legen wir auf jedes Auge eine Gurkenscheibe.

Sommerliche Masken lassen sich aber auch mit einer Reihe fruchtiger Zutaten zubereiten, beispielsweise mit Wassermelone, Papaya, Banane oder Erdbeeren.

> Vor der Anwendung einer Maske die Haut gut reinigen, sie sollte fettfrei sein. So kann sie die Inhaltsstoffe am besten aufnehmen. Idealerweise 15–20 Minuten einwirken lassen, dann mit lauwarmem Wasser abwaschen, Haut trocken tupfen.

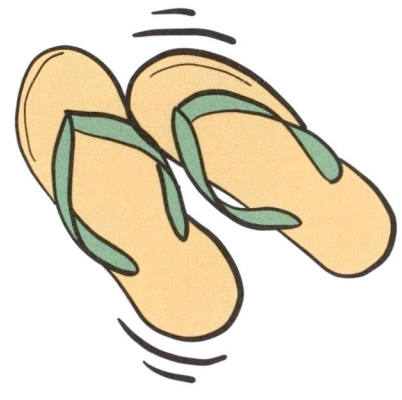

DIY-MASKEN

ALOE-VERA-JOGHURT-BLITZMASKE

Die eindeutig schnellste Sommermaske. 4 EL Aloe-Vera-Gel mit 2 EL Joghurt gut verrühren, mit einem Pinsel auf das Gesicht auftragen. Pflegt und kühlt besonders gut. 15–20 Minuten einwirken lassen. Lauwarm abspülen, mit einem trockenen Handtuch abtupfen. Wohltuend auch bei leichtem Sonnenbrand. In diesem Fall zweimal pro Tag anwenden.

ALOE-VERA-PAPAYA-MASKE BEI SONNENBRAND

Eine halbe Papaya pürieren, mit 150 g Speisequark, 4 EL Aloe-Vera-Gel und 1 TL Honig verrühren. Auf der gereizten Haut 30 Minuten einwirken lassen, vorsichtig abspülen. Hilft gegen Rötungen bei einem leichten Sonnenbrand.

JOHANNISKRAUTÖL-MASKE

3 EL Johanniskrautöl, 4 Tropfen Vitamin E sowie 4 Tropfen ätherisches Lavendelöl in einer Glasflasche vermischen und gut schütteln. Großzügig auftragen und mindestens 15 Minuten einwirken lassen. Dann mit einem feuchten, lauwarmen Tuch abtupfen. Beruhigt die strapazierte Haut und unterstützt die Regeneration der Hautzellen. Schmerzlindernd und entzündungshemmend. Daher auch bei Sonnenbrand empfehlenswert. In diesem Fall länger, auch über Nacht einwirken lassen.
Achtung: Johanniskrautöl macht die Haut durchlässiger für Sonne, daher während und eine Weile nach der Anwendung nicht in die Sonne gehen.

ERDBEER-ZITRONEN-MASKE

4 mittelgroße Erdbeeren klein schneiden und mit einer Gabel zerdrücken, mit 1 EL griechischem Joghurt oder Quark, 1 TL frisch gepresstem Zitronensaft und 1 EL Honig zu einer Paste verrühren. Auf das Gesicht auftragen, 15–20 Minuten einwirken lassen. Lauwarm abspülen, mit einem trockenen Handtuch abtupfen. Wirkt wie ein sanftes Peeling und versorgt die Haut mit Feuchtigkeit.

AFTER-SUN-MASKE MIT GURKE & HONIG

Eine halbe Gurke ungeschält im Mixer fein pürieren, mit 1 EL Honig, 1 EL griechischem Joghurt und 1 EL Aloe-Vera-Gel gut verrühren. Auf das Gesicht auftragen, 15–20 Minuten einwirken lassen, lauwarm abspülen. Erste Hilfe für sonnengereizte Haut.

ZWEIERLEI MELONENMASKE

Dafür brauchen wir eine frische, im Mixer zu Saft pürierte Wassermelone. 1 EL frischen Saft mit 2 EL Honig zu einer Paste verrühren. Oder mit 100 g Joghurt. Auf die gereinigte Haut auftragen, Joghurtmaske am besten mit einem Pinsel. Leicht einmassieren und für 15–20 Minuten einwirken lassen. Lauwarm abspülen, mit einem trockenen Handtuch abtupfen. Kühlt, spendet Feuchtigkeit und Vitamine, lässt die Haut frisch aussehen.

BANANEN-GURKEN-MASKE

Eine reife Banane und eine halbe Gurke ungeschält im Mixer pürieren. Auf Gesicht und Hals auftragen, 40 Minuten einwirken lassen. Lauwarm abspülen, mit einem trockenen Handtuch abtupfen. Ist ebenfalls ein hervorragender Feuchtigkeitsspender.

Machen Sie die Augen zu und stellen Sie sich eine sonnengelbe, SAFTIGE ZITRONE vor.

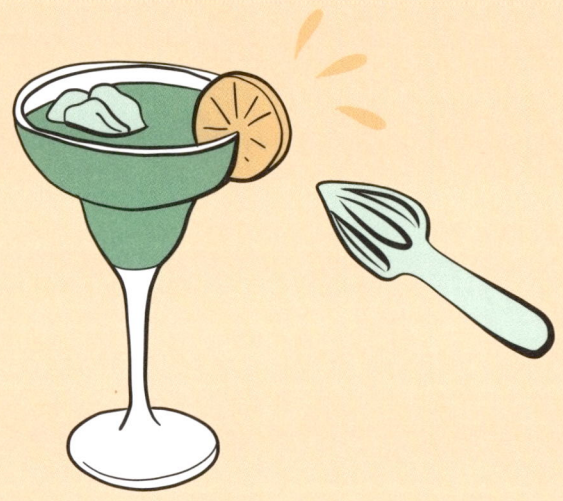

Nehmen Sie sie geistig in die Hand, reiben Sie an der Schale und riechen Sie an Ihren Fingern. Steigt ein leicht säuerlicher Duft in Ihre Nase? Schneiden Sie die Zitrone gedanklich mit einem scharfen Messer entzwei, riechen Sie daran und beißen Sie dann herzhaft hinein. Und? Zieht es Ihnen bei dieser Vorstellung den Mund zusammen, fließt mehr Speichel? Spannen sich die Kiefermuskeln an? Ich bin mir sicher.

Was ist passiert? Der Körper reagiert, als würde tatsächlich geschehen, was wir uns bloß vorgestellt haben. So kann uns schon die morgendliche Vorhersage eines heftigen Hitzetages mit 35 Grad im Schatten ein wenig ins Schwitzen bringen, auch wenn das Thermometer noch gar nicht so hoch steht. Die Medizin nennt das Placebo- oder Nocebo-Effekt, eine positive oder negative Wirkung, die ohne reale Grundlage allein aufgrund der Vorstellung eintritt.

DENKEN

Die menschliche Vorstellungkraft kann also durchaus körperlich Wirkung zeigen. Die können wir auch bewusst hervorrufen, wir bezeichnen das als Autosuggestion.

> **Im 19. Jahrhundert entdeckte der französische Apotheker Émile Coué, dass wir unser körperliches Empfinden durch Gedanken beeinflussen können. Daraus hat er die Methode der bewussten Autosuggestion entwickelt.**

Diese Methode nutzt beispielsweise das **AUTOGENE TRAINING**, eine anerkannte Behandlungsmethode, bei der bestimmte Sätze wiederholt werden, um den Körper zu beeinflussen.

Diese fast magische Kraft der Gedanken können wir auch dafür einsetzen, dem Körper zumindest kurzfristig ein erfrischendes Gefühl und Erleichterung bei Hitze zu verschaffen.

> **Dabei geht es wohlgemerkt um Empfindungen, nicht darum, dass die Körpertemperatur tatsächlich gesenkt werden kann.**

Zwar gibt es Beobachtungen, dass in manchen Kulturen besondere Praktiken der meditativen Versenkung die Körpertemperatur selbst beeinflussen können. Dazu gibt es einige Studien, aber noch keine hinreichenden Belege.

Wir kennen das alle: Bestimmte Gerüche, Geräusche, Bilder rufen spontan Empfindungen wach, die im Laufe des Lebens damit verbunden waren. Es schaudert uns, wenn wir an besonders gruselige Szenen eines Films denken, das Herz beginnt bei dem Lied zu klopfen, bei dem wir unseren ersten Kuss bekamen, beim Geruch von Lavendel breitet sich das Wohlgefühl eines Urlaubs in der Provence aus.

AUSFLUG IN DIE KÄLTE

Diese Empfindungen können wir mit Gedankenreisen im Kopf, sogenannten Imaginationen, auch bewusst hervorrufen. Wichtig dabei ist,
sich alles möglichst detailreich vorzustellen. Ein Beispiel: Für ein paar
Minuten die Augen schließen, gedanklich an einem kühlen Bergsee
stehen, ganz langsam bis oben hin in das erfrischende kalte Wasser
eintauchen, Gesicht und Kopf befeuchten, vielleicht kurz untertau-
chen. Was spüren Sie dabei? Schon ein wenig erfrischt?

LET IT

RAIN AND SNOW

Der eigenen Vorstellungskraft kann, so sie nicht ausreicht, auf die
Sprünge geholfen werden. Fotos von schneebedeckten Gebirgszü-
gen, Gletschern und Eisbergen, Dokumentationen über die Antarktis,
Filme, in denen tiefster Winter mit Eis- und Schneestürmen herrscht,
wirken wahre Wunder. Was passiert etwa, wenn Sie Winterszenen aus
„Das finstere Tal", einer Antarktisexpedition von Ernest Shackleton,
„Shining" oder „Fargo" sehen oder an sie denken? Oder ein Foto aus
dem Skiurlaub betrachten, bei dem Sie sehr gefroren haben?

> **Auch Töne und Musik können uns mental zum
> Frösteln bringen. Die Geräusche eines Regenschau-
> ers mit Gewitter im Hintergrund, dazu eine Fens-
> terscheibe, auf der die Regentropfen abperlen.**

So zu finden auf der Website Rainy Mood in einer Endlosschleife, man
riecht den Regen und die feuchte Erde förmlich. Ähnliche Seiten gibt
es auch mit Wintergeräuschen. Und richtig kalt wird einem bei Musik,
in der es auch im Text vor allem um Eis und Schnee geht.

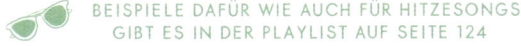

BEISPIELE DAFÜR WIE AUCH FÜR HITZESONGS
GIBT ES IN DER PLAYLIST AUF SEITE 124

YOGA

Wer will sich schon bei Hitze bewegen? Der Sinn steht uns eher danach, möglichst bewegungslos an einem kühlen Ort zu sitzen oder zu liegen. Wenn Bewegung, dann unter die Dusche und wieder retour, oder im Freibad ein paar Züge schwimmen.

Bewegung kann aber, gezielt eingesetzt, sogar einen kühlenden Effekt auf den Körper haben. Yoga hält beispielsweise in seiner Überfülle an Übungen einige entspannende Asanas bereit, darunter auch Atemübungen, die für kühle Frische sorgen. Die Übungen sind einfach und ohne Vorab-Training anwendbar. Die erstmalige Anleitung durch einen Profi garantiert jedoch, dass sie richtig ausgeführt werden.

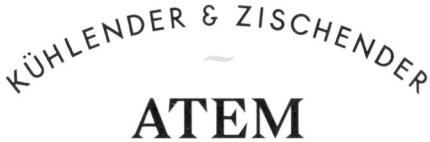

KÜHLENDER & ZISCHENDER

ATEM

Schnelle Abkühlung verspricht die Atemübung Sheetali. Sheetali Pranayama, der kühlende Atem, verlangt, dass wir unsere Zunge der Länge nach zusammenrollen können. Das beherrscht aber mindestens ein Drittel der Menschen nicht. Die Alternative Sheetkari Pranayama, der zischende Atem, klappt auch ohne diese Fertigkeit, hat aber eine ähnliche Wirkung. Aufrecht hinsetzen und die Hände mit den Handflächen nach oben auf die Knie legen. Beide Übungen können auch im Stehen gemacht werden. Fünf- bis zehnmal wiederholen.

Für den kühlenden Atem die Augen schließen, ein paar Mal tief durch die Nase einatmen und durch den offenen Mund ausatmen. Sobald der Atem ruhig fließt, die Zunge herausstrecken und einrollen. Die Luft durch die gerollte Zunge einziehen und vollständig durch die Nase ausatmen.

Für den zischenden Atem die Zähne locker aufeinanderlegen, die Lippen öffnen, die Zungenspitze hinter die Schneidezähne leicht an den Gaumen drücken. Luft durch die leicht geschlossenen Zähne ziehen. Wenn Sie es richtig machen, entsteht dabei ein Zischlaut. Dann den Mund schließen und durch die Nase ausatmen.

VERBEUGUNG &
UMGEKEHRTER SEE

UTTANASANA
DIE STEHENDE VORWÄRTSBEUGE

Aufrecht stehen, mit der Ausatmung vorbeugen, mit gestreckten oder leicht gebeugten Beinen stehen bleiben. Nach einigen Atemzügen langsam zum Stehen aufrollen, der Kopf hebt sich als Letztes. Achtung bei Rückenproblemen!

PASHIMOTTANASANA
DIE SITZENDE VORWÄRTSBEUGE
ODER „DIE ZANGE"

Beine flach am Boden ausstrecken, Füße eventuell an eine Wand schieben, mit der Ausatmung und möglichst geradem Rücken, so weit es geht, über die Beine senken. Den Rücken nicht krümmen, entspannt bleiben. Nach ein paar Atemzügen aus dem Becken heraus sanft mit der Einatmung wieder in die Sitzposition aufrichten.

Eine tiefe Verbeugung kann abkühlen. Spaß beiseite: Vorwärtsbeugen unter den Yoga-Übungen haben eine kühlende Wirkung, da sie die Körpertemperatur regulieren. Umkehrhaltungen – Beine nach oben – wirken beruhigend, entspannend und erholsam. Auch dadurch kann die Körpertemperatur absinken. Eine Auswahl der besten Yoga-Übungen für heiße Sommertage.

BADHAKONASANA
DER VORGEBEUGTE, GEBUNDENE WINKEL
ODER „DER SCHMETTERLING"

Im Sitzen die Fußsohlen aneinanderlegen und die Fersen in Richtung Becken ziehen. Knie nach außen fallen lassen, Körper leicht nach vorne lehnen. Füße mit den Händen umschließen, dann Körper entspannt nach vorne fallen lassen. Drei Minuten in dieser Position bleiben, langsam und tief durch die Nase ein- und ausatmen. Zum Aufstehen die Hände neben bzw. hinter den Körper legen, langsam ein Bein nach dem anderen nach vorne strecken, dann hoch mit dem Körper.

VIPARITA KARANI
„DER UMGEKEHRTE SEE"

Dazu auf dem Rücken mit dem Gesäß so nah wie möglich an eine Wand legen, dann die Beine an der Wand entlang nach oben ausstrecken. Die Beine können auch geöffnet sein, leicht gebeugte Beine sind ebenfalls okay. Eventuell ein Kissen unter das Becken schieben, sodass es etwas erhöht liegt. Mehrere Minuten so bleiben, dabei die Augen schließen, ruhig atmen und das Nichtstun genießen.

SHAVASANA

Auch beim Shavasana – wörtlich etwas makaber, aber treffend mit „Leichenhaltung" übersetzt – besteht das Tun im Nichtstun und Loslassen. Diese Yoga-Pose wird als Abschluss jeder Yoga-Einheit empfohlen. Man liegt eine Weile mit geschlossenen Augen gerade auf dem Rücken. Damit wären wir dann doch wieder beim anfangs erwähnten „bewegungslosen Liegen" als Mittel der Wahl angelangt.

Bei Hitze sollen wir Anstrengungen möglichst vermeiden, heißt es. Hitze allein setze uns schon genug zu, jede zusätzliche ANSTRENGUNG bedeutet, dass unser körpereigenes Kühlsystem doppelt gefordert und gelegentlich überfordert ist. Also auf unseren Lieblingssport und heißen Sex verzichten?

Die gute Nachricht vorab – nein. Aber: Mach langsam! Mach Pausen! Erfrische dich zwischendurch. Und gönne dir danach ein wenig Ruhe und Entspannung.

Das gilt gleichermaßen für alle anstrengenden Aktivitäten, seien sie im Freien, auf der Turnmatte, im häuslichen Schlafzimmer oder wo auch immer wir uns mehr bewegen als sonst. Dann kippen wir nicht gleich um, auch wenn das Herz schneller schlägt und der Puls spürbar in die Höhe geht.

SLOW

Egal ob unsere tägliche Joggingrunde, Fitness-Übungen, Rückengymnastik oder Rock 'n' Roll, die sportlichste aller Tanzsportarten: die Regel Nummer eins lautet – nicht übertreiben. Tempo und Intensität herunterfahren. Einen Bluesrock oder zur Abwechslung einen Slowfox statt eines schnellen Boogie. Das Wichtigste ist, auf den Körper zu hören, er signalisiert, wann es ihm zu viel wird. Erste Anzeichen: Kopfschmerzen, Schwindel, Unwohlsein.

Regel Nummer zwei: ausreichend trinken und das Richtige trinken. Wenn der Schweiß heftig fließt, verlieren wir mit ihm wichtige Mineralstoffe – Elektrolyte wie Natrium und Kalzium –, aber auch Magnesium und Zink. Sie sind für den Wasserhaushalt unentbehrlich und sorgen dafür, dass Nervensystem und Muskeln richtig funktionieren – beim Sport nicht ganz unwichtig. Einen Verlust müssen wir möglichst umgehend mit mineralstoffhaltigen Getränken oder Nahrungsmitteln, z. B. Nüssen, auffüllen. Das optimale Sportgetränk ist nach Ansicht der Fachwelt übrigens die Apfelschorle – in Österreich „g'spritzter Apfelsaft". Selbst Marathonläufer schwören darauf.

> Wie viel Flüssigkeit wir nach einem schweißtreibenden Training brauchen, können wir auf der Waage feststellen: Die Gewichtsdifferenz direkt vor und nach dem Training entspricht dem Flüssigkeitsverlust. Während eines längeren Trainings sollten wir etwa alle 15 Minuten etwas Flüssigkeit zu uns nehmen.

Regel Nummer drei: Nach der sportlichen Anstrengung braucht der Körper Zeit, um sich zu erholen. Keinesfalls sofort unter eine eiskalte Dusche hüpfen, ein Viertelstündchen hinlegen und erst dann, wie immer bei Hitze, nur lauwarm duschen.

> PS: Auch wenn es heiß ist, muss man sich vor dem Sport aufwärmen und dehnen. Die Außentemperatur hat keinen ausreichenden Einfluss auf die Muskelspannung.

DESPACITO
~
AUCH BEIM SEX

„Despacito" hieß der Sommerhit 2017, frei übersetzt „Lass dir Zeit". Im Lied geht es etwas verschleiert, aber doch eindeutig um Sex, um guten Sex. „Zeit lassen" ist auch der beste Rat für vorzüglichen Sex in der Sommerhitze, statt im schweißfeuchten Laken die Freude daran zu verlieren. Mach langsam!

Sommersonne und heiße Temperaturen steigern im Grunde unsere Lust auf Sex. Der Körper schüttet das Glückshormon Serotonin intensiv aus. Die Hitze kurbelt die Durchblutung an, wodurch die Geschlechtsorgane sensibler und schneller erregbar werden. Alles zusammen perfekte Voraussetzungen. Aber allein die Vorstellung, sich bei Hitze auch noch eng umschlungen zu halten, kann uns alles verleiden. Vom Schwitzen einmal ganz abgesehen. Außerdem – viel zu anstrengend. Stimmt das?

Wer Sex mit Leistungssport verwechselt, ist im Sommer gewiss auf verlorenem Posten. Ein 100-Meter-Sprint lässt statt lustvollem Stöhnen nur erschöpft nach Luft schnappen. Ebenso schweißtreibende Verrenkungen und die Jagd nach Rekorden.

> **Die Wissenschaft sagt: Sex strengt bei Normaltemperaturen ähnlich an wie ein zügiger Spaziergang oder Treppensteigen über zwei Stockwerke. Bei Hitze kommen noch ein paar Stockwerke dazu oder ein kleiner Dauerlauf.**

Also lieber eine Langstrecke in gemächlichem Tempo, liebevoller Slow Sex, der Achtsamkeit und Eingehen auf den Liebsten oder die Liebste voraussetzt. Pausen und kleine, kühle Erfrischungen zwischendurch. Einen Eiswürfel langsam über die Haut gleiten lassen. Das prickelt. So können wir auch bei Hitze leidenschaftlich genießen.

ANLEITUNG ZUM SOMMERSUTRA

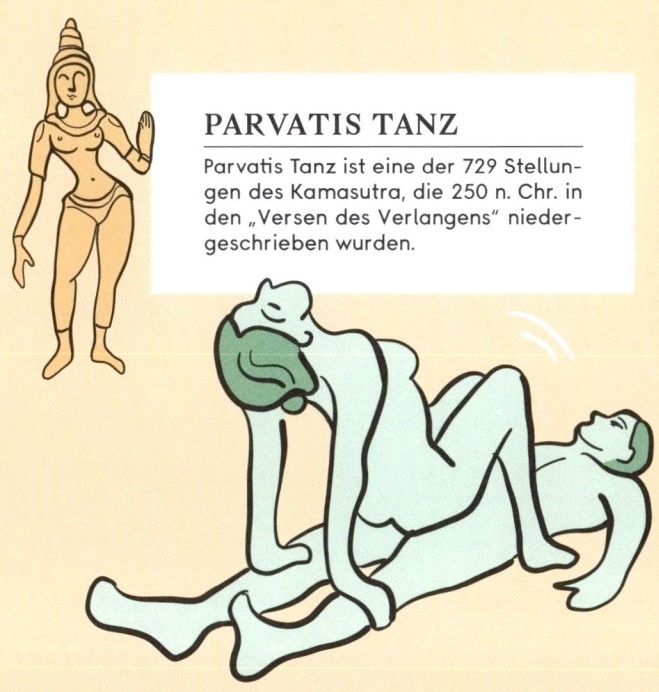

PARVATIS TANZ

Parvatis Tanz ist eine der 729 Stellungen des Kamasutra, die 250 n. Chr. in den „Versen des Verlangens" niedergeschrieben wurden.

Klar: Beim Sex schwitzen wir in jeder Stellung, nicht nur im Sommer. Aber es gibt Positionen, die bei Hitze angenehmer sind als andere. Bevorzugt solche mit möglichst wenig Hautkontakt, Raum zwischen den Körpern oder solche, für die es wenig Kraftaufwand braucht. Der Missionar und Sex im Stehen sind weniger geeignet – es sei denn unter der kühlen Dusche.

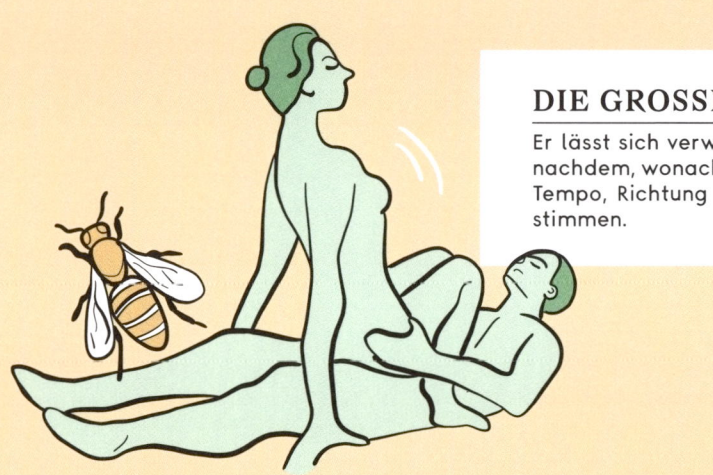

DIE GROSSE BIENE

Er lässt sich verwöhnen, sie kann, je nachdem, wonach ihr der Sinn steht, Tempo, Richtung und Intensität bestimmen.

DER GLÜHENDE WACHOLDER

Viel Zeit für zärtliche Blicke und Küsse, im Kamasutra eines der wichtigsten Elemente des Vorspiels. Die Lust glost langsam vor sich hin.

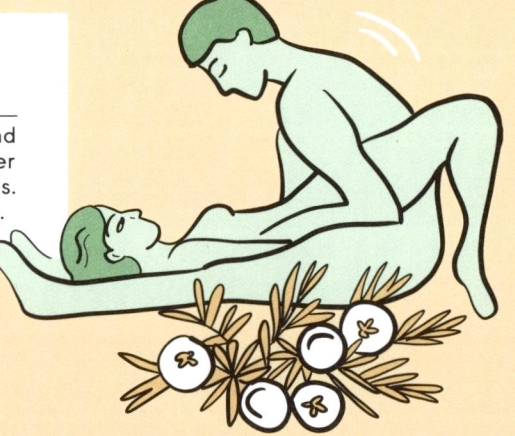

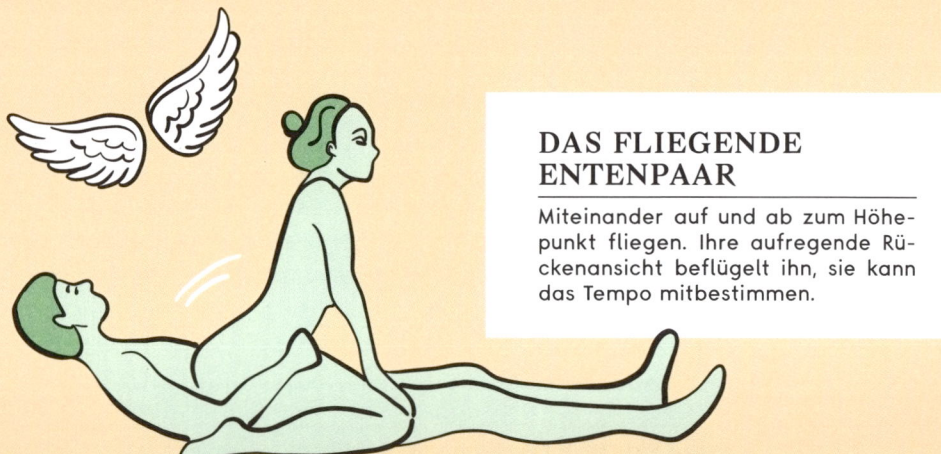

DAS FLIEGENDE ENTENPAAR

Miteinander auf und ab zum Höhepunkt fliegen. Ihre aufregende Rückenansicht beflügelt ihn, sie kann das Tempo mitbestimmen.

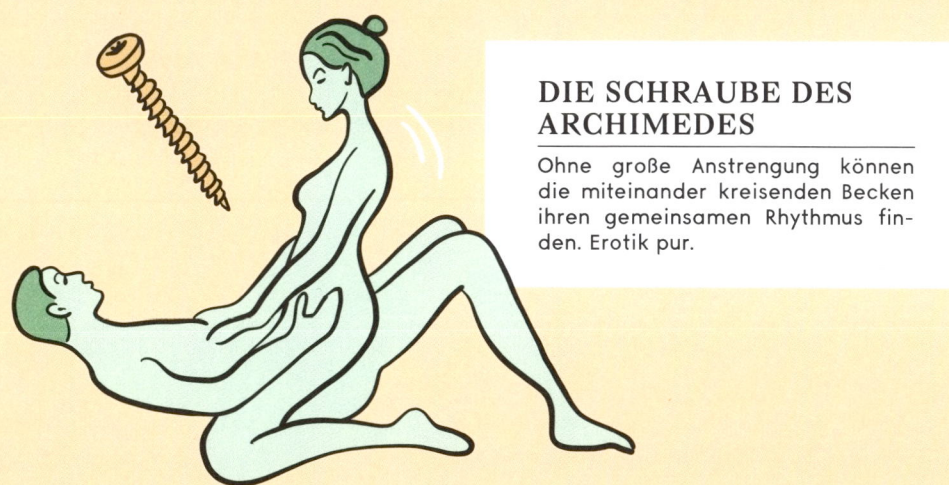

DIE SCHRAUBE DES ARCHIMEDES

Ohne große Anstrengung können die miteinander kreisenden Becken ihren gemeinsamen Rhythmus finden. Erotik pur.

WAFFENSTILLSTAND – YIN & YANG

Ein längeres Liebespiel braucht ab und zu eine erholsame Pause. Beide Partner bewegen sich nicht, sondern spüren sich nur.

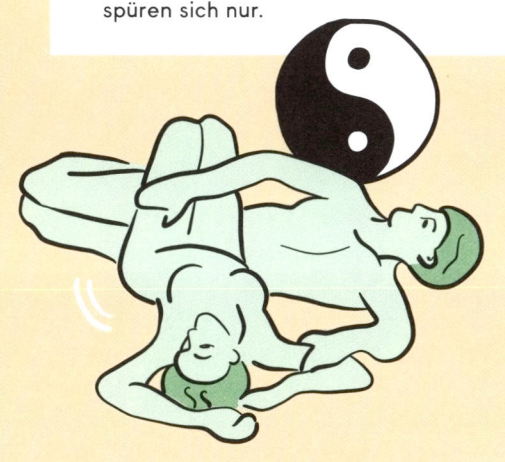

DIE ZIEGE UND DER BAUM

Wenn einen die Lust, wo auch immer, ganz spontan überkommt. Wichtig ist lediglich eine bequeme Sitzgelegenheit.

DIE KÜHLENDE GURKE UND DIE HITZE DER CHILI

In ganzheitlichen GESUNDHEITS-TRADITIONEN wie der Traditionellen Chinesischen Medizin, dem indischen Ayurveda oder der Traditionellen Europäischen Medizin weiß man schon lange, dass unsere Nahrung einen Einfluss auf unser Temperaturempfinden hat.

So wird in all diesen Traditionen stets die thermische Qualität von Nahrungsmitteln mitbedacht, um körperliche Vorgänge zu beeinflussen.

Lebensmitteln können demnach erhitzende, erwärmende, neutrale, kühlende, erfrischende, befeuchtende oder trocknende Eigenschaften zugeordnet werden. Je nach Grundkonstitution, bereits vorhandenen Ungleichgewichten, Jahreszeit und Lebensstil kann es Sinn ergeben, gezielt gegenzusteuern.

In den meisten Fällen decken sich diese Einteilungen in den unterschiedlichen Traditionen, in wenigen Ausnahmefällen weichen sie voneinander ab. Wir werden uns in unseren Zuordnungen vorrangig an jenen der Traditionellen Chinesischen Medizin orientieren, da wir auf diesem Gebiet Expertise und Erfahrung mitbringen. Auch in der Literatur zur TCM-Ernährung sind die Angaben und Einteilungen jedoch nicht immer komplett ident, graduelle Unterschiede findet man immer wieder. Besonders Lebensmittel, die im traditionellen China nicht bekannt waren, werden in heutigen Zuordnungen manchmal unterschiedlich klassifiziert. Lassen Sie sich nicht verunsichern, wenn Sie solche Abweichungen entdecken – überprüfen Sie im Zweifelsfall einfach anhand Ihres persönlichen Empfindens, welcher beschriebenen Wirkungsweise Sie mehr Glauben schenken!

KÜHLEN

ABER MIT HIRN!

Wenn wir unseren Körper im Hochsommer bei schwindelerregenden Temperaturen mittels kulinarischer Genüsse und cooler Getränke abkühlen wollen, sollten wir dabei unsere thermische Ausgangssituation beachten: unsere Körpertemperatur von rund 36–37 °C.

Diese Temperatur ist optimal, um die normalen Stoffwechselvorgänge gut funktionieren zu lassen. Trinken wir nun beispielsweise kühlschrankkalte Getränke, Drinks mit Eiswürfel oder essen Eiscreme, wird die Temperatur in unserem Verdauungstrakt kurzfristig und abrupt massiv heruntergesetzt. Für Verdauungsprozesse ist aber Wärme nötig – nicht umsonst heißt es, dass wir die zugeführten Kalorien „verbrennen" müssen. Diese Wärme fehlt nun und die Umwandlung der wertvollen Nahrungsbestandteile wird verlangsamt oder ganz lahmgelegt. Nicht selten führt Kälte im Verdauungstrakt zu Durchfall oder anderen Beschwerden.

Wer sich also die jahrtausendealte Weisheit der chinesischen Medizin und Gesundheitslehre an hitzigen Sommertagen zunutze machen möchte, der ist klug genug, keine eisgekühlten Getränke herunterzustürzen und seine Mitte, wie die TCM die zentralen Verdauungsorgane Magen und Milz bezeichnenderweise nennt, nicht zu schwächen. Nicht nur coole Drinks oder die im Sommer so beliebte Eiscreme schwächen unsere Mitte, auch ein Zuviel an Rohkost und kalten Brotmahlzeiten sowie Lebensmittel, die ein kühlendes bzw. kaltes Temperaturverhalten aufweisen und dadurch Kälte in unserem Körper verursachen, können unser Verdauungsfeuer lahmlegen. Aber schauen wir uns dieses Denkmodell ein wenig genauer an.

DAS CHINESISCHE KOCHTOPF-PRINZIP

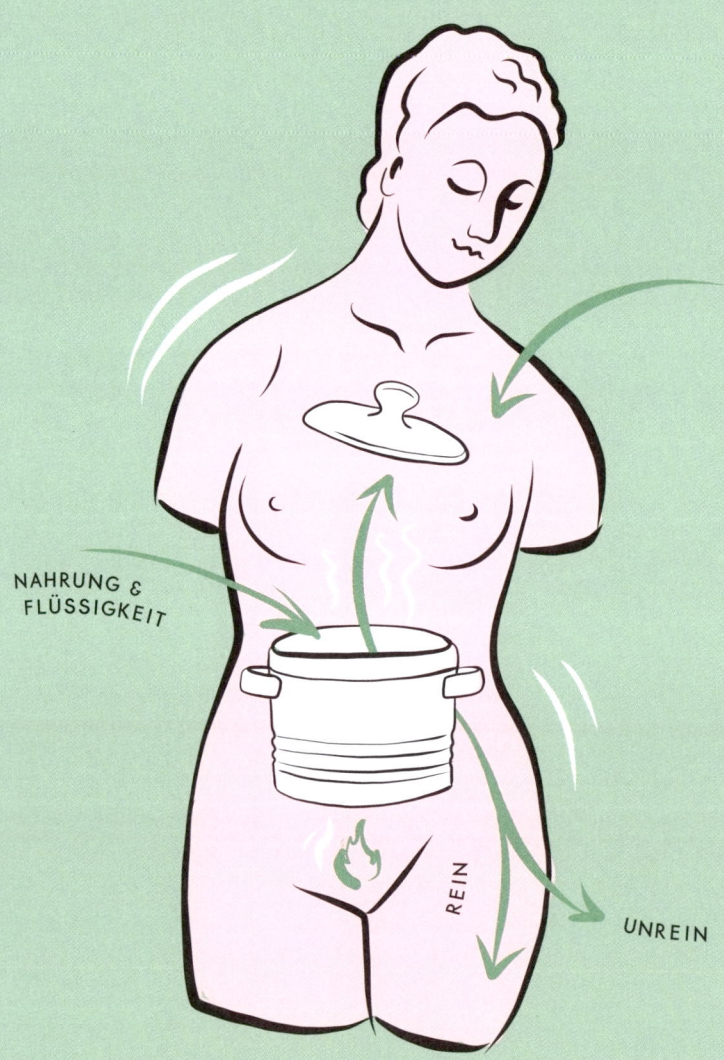

NAHRUNG &
FLÜSSIGKEIT

REIN

UNREIN

In der TCM finden wir den Begriff des 3-fachen
Erwärmers, ein Funktionskonzept, das in unserer
westlichen Medizin so nicht vorkommt. Schon die
Bezeichnung lässt vermuten, dass hier Temperaturen eine Rolle spielen.

Der 3-fache Erwärmer wird in einen oberen, mittleren und unteren Erwärmer aufgeteilt. Ihm werden die Bildung, die Umwandlung und die Bewegung von Flüssigkeiten in unserem Körper sowie die Temperaturregulation zugeschrieben.

Demnach können wir uns in unserem Bauch bildlich einen Kochtopf vorstellen. Dieser soll – so das Bild der alten Chinesinnen und Chinesen – stetig vor sich hin köcheln, die Temperatur dabei soll nicht zu heiß, aber auch nicht zu kalt sein.

Ein gesundes „Verdauungsfeuer" brennt gleichmäßig – quasi „auf mittlerer Flamme". Die Energie aus der Nahrung kann so gut zerlegt und aufgenommen werden. Die verdampfende Flüssigkeit steigt in diesem Bild zur Lunge auf, „Reines" und „Unreines" werden voneinander getrennt, Unreines wird ausgeschieden – dafür sind dann vor allem der Dünndarm und Dickdarm zuständig. Wir behalten und nehmen auf, was uns nährt, und wir scheiden aus, was raussoll. Die westliche Medizin würde sagen, dass „der Stoffwechsel funktioniert". Die TCM sieht uns ausreichend und gut mit Blut und Qi – also universeller Lebensenergie – versorgt, wenn diese Prozesse gut laufen.

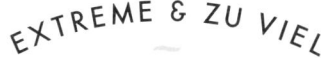

KÄLTE MEIDEN

ZU KALT	Zu kalte Lebensmittel oder solche, die sich sehr kühlend auf unseren Körper auswirken, können – im Übermaß genossen – laut diesem Konzept unseren „Kochtopf" zu sehr abkühlen. Wenn die Wärme fehlt, wird der Inhalt des Topfes nie richtig warm. Dann wird kein Dampf zur Lunge aufsteigen und diese mit ausreichend Energie versorgen, ebenso funktioniert das Aufschließen und Verarbeiten der zugeführten Nahrung nicht. Wir gewinnen kein wertvolles Qi, unsere Lebensenergie schwindet. Gift und Müll werden nicht abtransportiert. Wir sind anfällig für Erkältungen, haben Durchfall, uns wird kalt und wir sind müde und abgeschlagen.

ZU HEISS

Ist das innerliche Feuer zu groß und zu heiß, dann brennt der Inhalt des Topfes an. Die TCM kann verschiedene Faktoren erkennen, die die Temperatur in unserem Kochtopf zu stark hochschrauben: ein Lebensstil mit zu viel Stress, Wut und Ärger kann innerliche Hitze erzeugen und somit auch unseren Körper im wahrsten Sinn des Wortes zum Kochen bringen. Aber auch eine zu hitzige Ernährung gießt hier das sprichwörtliche Öl ins Feuer: Scharfe und thermisch heiße Lebensmittel wie Chili oder Knoblauch und Getränke wie Rotwein und Schnaps sowie Zubereitungsmethoden, die mit der Zufuhr sehr hoher Temperaturen arbeiten (z. B. Grillen und Frittieren), lassen den Kochtopf mitunter „anbrennen".

In Symptome übersetzt kann dies bedeuten, dass wir unruhig und hitzköpfig werden, anfällig für Entzündungen sind und unter Verstopfung oder Schlafstörungen leiden.

Natürlich trägt auch die hochsommerliche Hitze dazu bei, dass die Temperaturen in unserem Körper entsprechend gegenreguliert werden müssen.

DIE GOLDENE MITTE

Das Reich der Mitte empfiehlt – wenig überraschend – einen goldenen Mittelweg.

Da wir für eine gute Verdauung stets auch Wärme benötigen, können wir unseren Organismus im Sommer und bei heißen Temperaturen nicht ausschließlich über kühlende und kalte Lebensmittel abkühlen. Lebensmittel, deren Temperaturverhalten die Verdauung zu sehr abkühlen würde, können wir durch Zugabe von wärmenden Kräutern und Gewürzen bekömmlicher machen. Auch das Garen von Nahrungsmitteln fügt Wärme zu und hilft bei der Verdauung. Gerade thermisch sehr kalte Lebensmittel können auf diese Art in eine neutralere und damit für unsere Mitte wohltuendere Richtung gebracht werden.

WARMES KÜHLEN

Ein klassischer Leitsatz der TCM heißt „Kühles wärme man, Warmes kühle man" – denn auch die jeweilige Zubereitungsart kann das ursprüngliche Temperaturverhalten von Lebensmitteln verändern:

Zubereitungsmethoden wie Einfrieren, die Zubereitung als Eis, Sorbet oder Parfait sowie Mahlzeiten und Getränke, die mit Eiswürfeln versetzt wurden oder direkt aus dem Kühlschrank kommen, bringen eisige Kälte in unseren Organismus – unser Verdauungsfeuer wird lahmgelegt, regelrecht eingefroren.

Sobald wir durch den Kochprozess Wärme zufügen, kommt wieder langsam Energie und somit auch Bewegung ins System. Ob wir nun dämpfen, kochen, dünsten, dampfgaren, schmoren oder blanchieren – mit diesen Prozessen fügen wir dem Ursprungsprodukt bereits deutlich Wärme zu. Noch mehr Wärme fügen wir zu, wenn wir Gerichte im Backrohr backen, hier wird das Gargut erhitzt und getrocknet. In eine wirklich hitzige Richtung bringen wir unsere Mahlzeiten schließlich, wenn wir grillen, rösten, braten, frittieren, in heißem Fett oder Wein schmoren oder Gerichte mit viel Alkohol zubereiten oder konsumieren.

Naturgemäß tun uns in der heißen Zeit die sanfteren Garmethoden wie Dämpfen, die schonende Zubereitung im Römertopf, Garen mit Niedertemperatur, Blanchieren oder langsames Kochen besser als das im Sommer beliebte Grillen über glühenden Kohlen oder Frittieren im heißen Fett.

Gleichzeitig können wir auch mithilfe der verschiedenen Geschmäcker weitere Mechanismen im Körper unterstützen.

DER GESCHMACK

Naturbezogene Gesundheitssysteme wie die TCM sind Erfahrungs-wissenschaften. Sie haben über Jahrhunderte Beobachtungen der Natur zusammengetragen und daraus ihre Schlüsse gezogen. Neben dem Temperaturverhalten spielen auch Geschmacksrichtungen von Lebensmitteln eine wesentliche Rolle. Süß, sauer, salzig, scharf und bitter – verschiedene Geschmäcker haben unterschiedliche Wirkungs-weisen auf unseren Körper.

SÜSS

Der süße Geschmack entspricht dem Element Erde und damit den Organen Magen und Milz. Er harmonisiert und befeuchtet. Damit unser Kochtopf – unsere Mitte – nicht mit zu viel Feuchtig-keit überschwemmt wird, muss auch hier ein guter Mittelweg ge-gangen werden. Industriell gesüßte Lebensmittel und Getränke, die mit viel zu viel Industriezucker versetzt sind, fallen eindeutig in die Kategorie „zu süß" und damit „zu befeuchtend" – neben einer Reihe anderer schädlicher Eigenschaften. Die natürliche Süße, wie wir sie in süßlich schmeckenden Gemüse- und Ge-treidearten wiederfinden, entspricht da eher jener wohltuenden Süße, die wir auch therapeutisch gut nutzen können. So kann ein süßer Getreidebrei zum Frühstück mit sonnengereiften Bee-ren oder die sanfte Süße von Gemüsen wie Karotten, Kürbis, Mais oder Erbsen unsere Mitte stärken und für eine gute Energiebalan-ce sorgen. Vor allem eben auch im Sommer!

SAUER

Zitrusfrüchte lieben die Sonne und ein feuchtes Klima, sie wachsen in Gegenden, wo die Menschen diese Eigenschaften gut gebrauchen können: Sie kühlen den Körper und ziehen zusammen. Das bewirkt, dass wertvolle Flüssigkeit im Körper gehalten wird.

Gerade im Sommer ist dies von großer Bedeutung, denn wenn wir über das Schwitzen zu viel Flüssigkeit und wichtige Mineralstoffe verlieren, kann das unseren Organismus schwächen. Es kommt also nicht von ungefähr, dass wir im Sommer gerne zu sauer marinierten Salaten und Gerichten greifen. Der saure Geschmack ist in der TCM dem Funktionskreis der Leber zugeordnet und entspricht dem Holz-Element. Bei Ungleichgewichten, die mit einem Zuviel an Feuchtigkeit im Körper einhergehen (z. B. bei Flüssigkeitsansammlungen wie Ödemen, Durchfall oder Übergewicht), sowie bei Stagnationen (wenn also der natürliche Energiefluss in manchen Bereichen blockiert ist) ist jedoch ein Zuviel des sauren Geschmacks zu vermeiden!

SALZIG

Ein salziger Geschmack kann laut TCM aufweichend, abführend, befeuchtend und wasseranziehend wirken. Der salzige Geschmack ist dem Element Wasser zugeordnet und hat somit einen Bezug zu unseren Nieren. Unter Salzigem versteht die TCM allerdings nicht nur den Geschmack des Salzes, sondern auch Nahrung aus Flüssen und Meeren wie Fische, Meeresfrüchte oder Algen.

Auch aus der westlichen Medizin und Ernährungslehre wissen wir, wie elementar Salz für eine ganze Reihe von Stoffwechselvorgängen, für unseren Wasserhaushalt, für Knochen und Verdauung und vor allem auch für die Erregbarkeit von Nerven und Muskeln ist.

Ähnlich wie beim süßen Geschmack kommt es aber auch hier auf die richtige Dosis an. Zu viel vom industriell hergestellten Speisesalz ist für eine Reihe von schädlichen Vorgängen in unserem Körper verantwortlich: Unsere Nieren können ebenso darunter leiden wie unser Herz und unsere Gefäße.

Es ist also stets sinnvoll, eine gesunde Salzzufuhr im Blick zu haben. Unser Essen ist im Regelfall eher zu viel als zu wenig gesalzen. Vor allem industriell hergestellte Nahrungsmittel, Brot, Knabberzeug und Wurstwaren sind häufig viel zu salzig und vorhandene Ungleichgewichte werden dadurch oft erhöht.

BITTER

Der bittere Geschmack trocknet und wirkt in den meisten Fällen kühlend. Er leitet die Energie nach unten, wirkt klärend und entwässernd und ist damit hilfreich beim Ausleiten und Entgiften. Der oft unbeliebte Geschmack ist dem Funktionskreis des Herzens und dem Element Feuer zugeordnet. Bittere Kräuter und Gewürze sind häufig auch eine Wohltat für Leber und Galle und spielen unter anderem bei der Verdauung eine hilfreiche Rolle.

SCHARF

Der scharfe Geschmack treibt die Energie an die Körperoberfläche, nach außen und nach oben. Er entspricht dem Element Metall und hat damit einen Bezug zum Lungen-Funktionskreis. In den meisten Fällen ist er thermisch warm (eine der wenigen Ausnahmen bieten Minz-Gewächse und Rettich, die scharfe, aber thermisch kühlende Eigenschaften besitzen). Die Kombination von scharf und thermisch warm bewirkt häufig, dass der Körper zu schwitzen beginnt. Die Schweißproduktion kann uns zwar helfen, unsere Temperatur zu regulieren und so den Körper auch wieder zu kühlen. In vielen tropischen Ländern wird ja auch gerne scharf gegessen. Wer allerdings bereits an zu viel Hitze und Trockenheit im Körper leidet, muss mit der Zufuhr von noch mehr thermisch heißen und scharfen Lebensmitteln jedoch vorsichtig sein, denn das Fass könnte zum Überlaufen kommen und die viele Hitze Schaden anrichten!

Abermals ist hier der Leitsatz von Paracelsus sehr hilfreich: Die Dosis macht das Gift!

WELCHE LEBENSMITTEL können unseren Körper konkret beim Kühlen unterstützen?

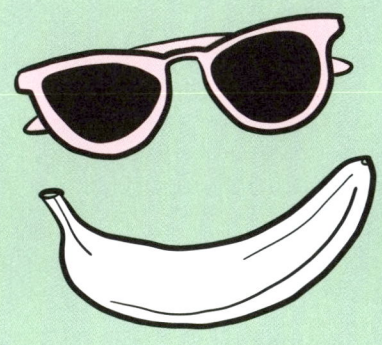

Glücklicherweise bringt die Natur in der heißen Jahreszeit genau jenes vermehrt hervor, das der Sommerhitze entgegenwirkt. Damit kalte und kühlende Zutaten oder Zubereitungsmethoden jedoch nicht zu viel Kälte für unser Verdauungssystem mit sich bringen, können wir mit wärmenden Kräutern und Gewürzen gegensteuern, um thermisch gut in der Balance zu bleiben.

KÜHLENDES

OBST & GEMÜSE

Aufgrund des hohen Wasseranteils, einer Vielzahl an Vitaminen und Mineralstoffen sowie jeder Menge sekundärer Pflanzenstoffe zählen Obst und Gemüse in der Sommerhitze zu den besonders beliebten Nahrungsmitteln – zu Recht!

Im Sommer produziert die Natur zahlreiche dieser Früchte in großen Mengen – viele von ihnen weisen auch ein kühlendes bzw. kalt wirkendes Temperaturverhalten auf:

GURKEN
Die Gurke gehört zu den wasserreichsten Früchten, sie enthält rund 97 Prozent Wasser! Schon allein diese Tatsache macht sie im Sommer interessant. Thermisch wirkt sie kühlend. Obwohl Gurken sehr häufig roh verzehrt werden, schmecken sie auch geschmort, gedünstet oder gebraten. Auf diese Art bringen wir auch mehr Wärme ins System und machen die kühle Frucht für unsere Verdauung bekömmlicher. Gurken sind reich an wertvollen B-Vitaminen und Mineralien.

MELONEN
Auch Melonen aller Art sind im Sommer heiß begehrt. Ihr hoher Wassergehalt (je nach Sorte bis zu 95 Prozent!) füllt unseren Wasserhaushalt wieder auf. Wegen ihres kalten Temperaturverhaltens gilt die süße Frucht sogar als Heilmittel bei Fieber durch Sommerhitze. Neben Wasser liefert die Wassermelone auch Kalium, Magnesium und Vitamin C sowie das Carotinoid Lycopin, das der Frucht ihr leuchtendes Rot verleiht.

TOMATEN
Die Tomate ist ein Symbol für Sommerlaune und Urlaubsstimmung. Ihre kühle Thermik macht sie bei schwindelerregenden Temperaturen zum idealen Gemüse, vor allem wenn das Kühlende mit wärmenden Gewürzen wie Basilikum, Zimt, Chili oder Rosmarin ausgeglichen wird oder wenn sie gebraten, als gekochte Sauce oder Suppe auf den Tisch kommt. Ihr süß-saurer Geschmack hält Flüssigkeit im Körper, sie kühlt das Blut, kräftigt den Magen und besänftigt die Leber laut TCM.

ZUCCHINI

Auch Zucchini gehören zu den thermisch kühlenden Gemüsen, sie leiten Hitze aus, kühlen das Blut und stärken Milz und Magen. Wer unter trockener Verstopfung leidet, mit einem hohen Blutdruck oder Sodbrennen kämpft, dem können sie gute Dienste erweisen. Wertvolle Mineralstoffe und Vitamine (Kalzium, Magnesium, Eisen, B-Vitamine, Vitamin A und C) machen sie ebenso wie ihr geringer Kaloriengehalt auch aus Sicht der modernen Ernährungsmedizin zu einer empfehlenswerten Zutat, die im Sommer in keinem Gemüsegarten fehlen darf.

SPINAT

Spinat gilt als thermisch kühlend. Er befeuchtet den Darm und ist daher ein hervorragendes natürliches Abführmittel. Das Hitze kühlende Grünzeug kann im Sommer als blanchiertes Gemüse, Suppe oder Salat genossen werden. Das eisenhaltige Gemüse kann auch mit Kalium und Magnesium sowie B-Vitaminen und Vitamin C aufwarten.

RETTICH & RADIESCHEN

Rettich und Radieschen schmecken scharf, haben ein kühles Temperaturverhalten und wirken auf unsere Lunge. Sie wandeln Schleim um, wirken entgiftend und kühlen das Blut. Auch in der westlichen Ernährungslehre sind sie wegen ihres Vitamin-C-Gehalts, der B-Vitamine, der enthaltenen Senföle und ihres Mineralstoffreichtums beliebt.

AUBERGINEN

Auberginen, auch Melanzani genannt, haben einen süß-bitteren Geschmack und bestehen zu mehr als 90 Prozent aus Wasser. Die dunkelvioletten Früchte eliminieren laut TCM Hitze und kühlen das Blut. Ihr Kalium- und Vitamin-C-Gehalt machen sie auch aus westlicher Sicht zu einem gesunden Sommergemüse.

BITTER-SALATE & WILD-KRÄUTER

Bittere Blattsalate und Wildkräuter wie der Löwenzahn weisen ein kaltes Temperaturverhalten auf. Ein paar Blätter davon in einen bunten Salat gemischt oder fein gehackt als Suppeneinlage genossen unterstützen die Leber und helfen, den Organismus ein wenig runterzukühlen.

ZITRUS-FRÜCHTE

Orangen, Zitronen, Limetten, Mandarinen, Grapefruits – allesamt Zitrusfrüchte mit süß-saurem Geschmack und kühlem Temperaturverhalten.

Ihr Saft eignet sich zum Marinieren und Würzen von Suppen, Saucen, Salaten und Süßspeisen. Wer größere Mengen konsumiert, sollte aufgrund der thermisch kalten Wirkung allerdings darauf achten, die Mitte und die Verdauung nicht zu sehr abzukühlen. Aus westlicher Sicht können Zitrusfrüchte mit reichlich Vitamin C, B-Vitaminen, Carotinoiden und Mineralstoffen aufwarten.

In den aromatischen Schalen der Früchte steckt nicht nur jede Menge gesundheitsförderndes Pektin, sie haben auch ein wärmeres Temperaturverhalten als Fruchtfleisch und Saft. Kulinarisch ist das eine großartige Nachricht, denn kaum ein Gewürz hebt fast jede Speise auf dermaßen subtile und wohlschmeckende Weise wie der Schalenabrieb einer Bio-Zitrone oder -Orange! Gerade im Sommer verleiht uns dieses Aroma einen Extra-Kick Frische, der auch unserer Verdauung guttut.

BANANEN

Zu den sehr kalten und sehr befeuchtenden Obstsorten gehört die Banane – keine Überraschung, wenn wir beobachten, wann und wo die Frucht in der Natur gedeiht. Sie wirkt auf Magen, Dickdarm und Lunge. Vorsicht ist geboten, wenn das Verdauungsfeuer bereits geschwächt oder die Lunge verschleimt ist! Aus westlicher Sicht enthält sie viel Fruchtzucker und gilt daher als rascher Energielieferant. Mit fast 90 Kalorien pro 100 Gramm gehört sie zu den energiereichsten Obstsorten. Bananen sind reich an Kalium, Magnesium und Vitamin B6.

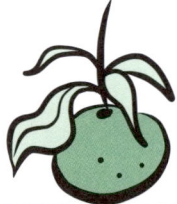

GETREIDE

GERSTE

Gerste gilt als thermisch kühlend und wird daher in der TCM häufig empfohlen, um Sommerhitze zu kühlen. Das Getreide beseitigt Verdauungsblockaden, stillt Durst und trocknet. Reichlich enthaltene B-Vitamine, Vitamin E, Kalzium, Phosphor und Eisen machen das hochwertige Getreide ebenfalls zu einem äußerst interessanten Lebensmittel in einer gesundheitsbewussten Küche. Das aus Gerste gemachte und in der Zwischenzeit in Mode gekommene Barley Water gilt im englischen Königshaus sogar als DAS geheime Langlebenselixir der Queen!

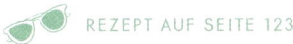 REZEPT AUF SEITE 123

BUCH-WEIZEN

Buchweizen gilt in der TCM als neutral bis kühlend. Das Getreide hat einen Bezug zu Milz, Magen und Dickdarm. In der westlichen Ernährungsmedizin wird er u. a. wegen seines Rutin-Gehalts hochgelobt. Dieser Inhaltsstoff steigert die Spannkraft der Venen und schützt die Gefäße.

HIRSE

Auch Hirse zählt zu den leicht kühlenden Getreiden in der TCM. Sie kräftigt unsere Lebensenergie, leitet unerwünschte Feuchtigkeit aus, stärkt Blut, Bindegewebe, Haut, Haare und Nägel und wird bei Hitzesymptomen wie Unruhe empfohlen. In der Küche eignet sich Hirse sowohl für die Zubereitung pikanter Köstlichkeiten als auch für vollwertige Desserts!

VOM TIER

**MILCH &
JOGHURT**

Milch wirkt thermisch neutral mit einer Tendenz zum Kühlen. Besonders hervorgehoben wird häufig ihre stark befeuchtende Eigenschaft. Daher sollten sie Menschen mit Feuchtigkeitsproblematik und Schleimbelastungen mit Vorsicht genießen. Soll sie gegen Überanstrengung und Kraftlosigkeit helfen, wird sie meist gekocht bzw. mit anderen Zutaten wie Reis oder Datteln als Brei zubereitet.

Joghurt ist ebenfalls thermisch kühlend. Der süß-saure Geschmack wirkt befeuchtend und zusammenziehend, damit ist Joghurt an heißen Tagen ein beliebtes Lebensmittel. Auch hier gilt es, auf die „Mitte" aufzupassen und der kühlenden und befeuchtenden Eigenschaft für eine bessere Verträglichkeit mit wärmenden Gewürzen oder Zutaten gegenzusteuern.

Thermisch wärmer – und damit für die Mitte leichter umwandelbar als Kuhmilch – sind Schaf- und Ziegenmilch sowie auch Schaf- und Ziegenkäse und -joghurt.

**ENTE,
HASE &
KANINCHEN**

Nur wenige Fleischsorten gelten in der TCM als thermisch kühlend bis kalt – zu diesen zählen Ente, Hase und Kaninchen. Dem Entenfleisch wird ein Bezug zu Lunge, Milz und Magen sowie zur Niere zugeordnet, sein Geschmack wird als süß und salzig eingeordnet. Das Fleisch wird zu therapeutischen Zwecken vor allem gekocht oder gedünstet und bei hitzebedingtem Yin-Mangel empfohlen. Aus westlicher Sicht betrachtet enthält Entenfleisch – neben wertvollem Eiweiß und Fett – Kalzium, Phosphor, Eisen, Niacin sowie die Vitamine B1 und B2.

**AUS DEM
WASSER**

Auch Algen, Krebsen und Austern wird ein kühlendes Temperaturverhalten zugeordnet.

Salzwasseralgen wie Kombu oder Wakame wirken kühlend, Süßwasseralgen (Chlorella, Spirulina) etwas wärmer. Süß-salzige Austern stärken das Yin und nähren das Blut, Krebse und Krabben kühlen Blut und stärken Muskeln, Sehnen und Knochen. Nicht empfohlen sind sie für Schwangere sowie bei Kälte im Verdauungstrakt.

KAFFEE

**GRÜNER
TEE**

Grüner Tee hat einen süß-bitteren Geschmack und wirkt thermisch kühlend und trocknend. Dies kann im Hochsommer zur gewünschten Abkühlung beitragen. Müdigkeit und Abgeschlagenheit können ebenso vertrieben werden wie Unruhe und heftiger Durst nach übermäßigem Alkoholgenuss. Grüntee gilt als zellschützendes Lebensmittel, als Schlankmacher und sogar als wirksames Anti-Aging-Getränk.

Wer unter Kältesymptomen, Trockenheitssymptomen oder Schlafstörungen leidet, sollte jedoch keinesfalls zu viel Grüntee trinken: In diesem Fall kann die kühlende und trocknende Wirkung des Grüntees die Symptome nämlich noch verschlechtern!

KAFFEE

Kaffee wird in der TCM-Literatur als kurzfristig erwärmend, aber langfristig kühlend dargestellt. Der bittersüße Trunk wirkt verdauungsfördernd, harntreibend und anregend. Als Verdauungshilfe nach einem üppigen Essen, bei Antriebslosigkeit oder bei Feuchtigkeitsansammlungen wie Ödemen und Verschleimung wird er therapeutisch fallweise empfohlen – stets warnt man jedoch auch im Falle einer Empfehlung vor einem Zuviel „des Guten"!

**KÜHLENDE
KRÄUTER-
TEES**

Jede Menge Kräuter, die sich hervorragend für sommerliche und erfrischende Tee-Getränke eignen, weisen ein kühlendes Temperaturverhalten auf, dazu zählen Ackerschachtelhalm (Zinnkraut), Birkenblätter, Brennnessel, Brombeerblätter, Himbeerblätter, Holunderblüten, Lindenblüten, Chrysanthemen, Eisenkraut (Verbene), Lavendel, Löwenzahn, Melissenblätter, Rosenblätter oder Spitzwegerich. Bedenken Sie beim Konsum von Kräutertees aber stets, dass diese oft komplexe und spezifische Heilwirkungen haben, und erkundigen Sie sich, ob diese für Sie persönlich geeignet sind. Es empfiehlt sich auch beim Konsum von kühlenden Tees, auf die Dosis zu achten und bei Bedarf gegenzusteuern.

KRÄUTER & GEWÜRZE

MINZE

Mit ihrem intensiven und frischen Aroma sorgt Minze für schmackhafte Akzente. Ob Pfefferminze, Nanaminze, Apfelminze, Schokominze oder Orangenminze, die frischen Kräuter haben neben ihrem intensiven Geschmack auch spezifische Wirkung auf unsere Verdauung und Atmungsorgane. Laut TCM weisen sie ein kühles Temperaturverhalten und einen Bezug zu Lunge und Leber auf. In einer erfrischenden Sommerküche ist die Minze nicht wegzudenken – der aromatische Geschmack verfeinert Drinks, Tees, Desserts, aber auch pikante Speisen.

SALBEI

Salbei darf in der heißen Sommerküche nicht unerwähnt bleiben. Das samtige Grün ist ein hochwirksames und heilsames Kraut mit adstringierender Wirkung, das mit seinem scharfen und bitteren Geschmack ebenfalls ein kühles Temperaturverhalten aufweist. Salbei stärkt die Milz, leitet Feuchtigkeit aus und unterstützt die Schweißregulation. Sein unverkennbares Aroma bereichert seit jeher die mediterrane Küche.

SOJASAUCE

Sojasauce gilt in der TCM, ebenso wie Salz, als thermisch kaltes Gewürz. Das Würzmittel soll Hitze kühlen, den Magen kräftigen, die Mitte harmonisieren und entgiften.
Hochwertige Sojasauce wird traditionell durch Fermentation hergestellt und besteht aus Sojabohnen, Weizen, Salz und Wasser. Die glutenfreie Version heißt Tamari und wird ohne Weizen hergestellt.
Vor einem übermäßigen Verzehr der salzigen Saucen wird jedoch ausdrücklich gewarnt, da dieser Schleimerkrankungen begünstigen soll.

KRÄUTER & GEWÜRZE

INGWER

Der absolute King unter den verdauungsfördernden wärmenden Gegenspielern ist Ingwer. Er spielt in der TCM als Heilmittel und Gewürz seit Jahrhunderten eine sehr wichtige Rolle. Der scharf-süße Geschmack wirkt auf Lunge, Dickdarm, Magen und Milz. Ingwer löst Schleim, wärmt und ist ein wundervolles Mittel gegen Übelkeit. Der aromatische Wurzelstock ist reich an ätherischen Ölen und hilft bei vermindertem Appetit, Durchfall und Erbrechen.

Thermisch kalte Getränke oder Gerichte wie etwa Zitronenlimo oder rohes Sushi können durch die Zugabe von Ingwer bekömmlicher gemacht werden.

Wenn bereits zu viel Hitze im Körper vorhanden ist, kann die wärmende Wirkung des Ingwers aber auch hinderlich sein – vor allem dann, wenn wir ihn mit anderen thermisch warmen oder heißen Lebensmitteln kombinieren oder eben in der heißen Jahreszeit konsumieren. Also Vorsicht vor zu viel Ingwer in der Hitze!

ZIMT

Auch Zimt gehört zu den wärmenden Gewürzen, die für eine gute Umwandlung von thermisch kalten Lebensmitteln sorgen können. Werden thermisch sehr kühle Tomaten beispielsweise – wie in der arabischen oder der griechischen Küche gängig – mit einer Prise Zimt zubereitet, wirkt das gegensätzliche Temperaturverhalten ausgleichend und wohltuend auf uns.

Gewarnt wird manchmal vor billigem Cassia-Zimt aus China: Dieser enthält oft zu viel Cumarin, das als gesundheitsgefährdend diskutiert wird. Halten Sie sich daher lieber an hochwertigen Ceylon-Zimt aus Sri Lanka, dann können Sie sich an vielen positiven Eigenschaften erfreuen: Zimt hilft unter anderem bei Libidomangel, Durchfall, einer Unterfunktion der Schilddrüse und Appetitlosigkeit.

KARDAMOM | Das thermisch wärmende Gewürz weist einen leicht scharfen und hocharomatischen Geschmack auf. Kardamom wandelt Schleim um, wärmt die Mitte, löst Stagnationen und Blockaden auf und wird in östlichen Kulturen gerne verwendet, um Kaffee bekömmlicher zu machen.

CHILIS | Die feurigen Früchte haben je nach Schärfegrad ein thermisch warmes bis heißes Temperaturverhalten und einen scharfen Geschmack. Dieser erwärmt die Mitte und löst Verdauungsblockaden.

Wer die feurigen Anteile etwas bändigen möchte, sollte Kerne und Seitenwände, die schärfsten Anteile der Frucht, entfernen. Chilis enthalten jede Menge Vitamin C, Flavanoide und wertvolles Carotin, das den Früchten auch ihre leuchtenden Farben verleiht.

In der heißen Sommerküche können sie vor allem als ausgleichendes Element bei kühlen oder thermisch kalten Zutaten gute Dienste erweisen und über die Schweißproduktion die Kühlung des Körpers anregen.

Auch hier gilt aber wie so oft: aufpassen auf die Dosis!

ZWIEBELN & KNOBLAUCH | Ebenso wärmend, aber weit weniger hitzig als Chili wirken diverse Lauchgewächse wie Zwiebeln oder Knoblauch. Zwiebeln weisen ebenso einen scharfen Geschmack auf, der durch das Garen süßlich wird. Das ist wohl einer der Gründe, warum manche Menschen Zwiebeln roh schlecht, aber in gekochter Form gut vertragen. Roher Knoblauch tendiert ebenfalls mehr zu Schärfe und Hitze, wohingegen er in gegartem Zustand als süß und warm wirksam wird. Beide Gewächse sind reich an ätherischen Ölen und Schwefelverbindungen und im Osten wie im Westen ein beliebtes Würzmittel und Therapeutikum.

ROSMARIN

Das in der mediterranen Sommerküche beliebte Kraut hat ein warmes Temperaturverhalten und weist einen leicht bitteren, scharfen Geschmack auf. Es kommt in der Naturheilkunde ebenso gerne zum Einsatz wie in der Küche. Rosmarin wird mitunter auch als kreislaufanregender Tee am Morgen getrunken und kann einer Reihe von Gerichten und Getränken thermisch und sensorisch eine wohltuende Wirkung verleihen.

BASILIKUM

Auch Basilikum ist thermisch warm und daher gut geeignet, um thermisch zu kalten Lebensmitteln entgegenzuwirken. Basilikum hat einen süßen, leicht scharfen und etwas bitteren Geschmack und einen Bezug zu Herz, Lunge und Magen. Therapeutisch wird es unter anderem bei Übelkeit und Blähungen empfohlen. Aus westlicher Sicht hat das hocharomatische Kraut einen hohen Gehalt an Mineralstoffen, enthält Vitamin A und jede Menge wohlriechende ätherische Öle.

PFEFFER

Pfeffer weist laut TCM ein heißes Temperaturverhalten auf. Das Gewürz wärmt die Mitte, zerstreut Kälte, beseitigt Schleim und wirkt entgiftend und schmerzstillend. Er wird bei vermindertem Appetit, Bauchschmerzen aufgrund von Verdauungsblockaden, Übelkeit, Erbrechen und Durchfall empfohlen. Als kontraindiziert gilt das aromatisch scharfe Gewürz bei Hitzeprozessen im Körper. Vor übermäßigem Verzehr wird gewarnt, da dieser das Qi schädigen und die Säfte erschöpfen kann. Aus westlicher Sicht ist das enthaltene Alkaloid Piperin erwähnenswert, das den Stoffwechsel anregt und antimikrobiell wirkt.

KAPITEL 4

REZEPTE AUS DEM TCM-KOCHTOPF

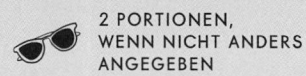 2 PORTIONEN, WENN NICHT ANDERS ANGEGEBEN

SÜSS-PIKANTER MELONENSALAT
auf Asia-Art

200 g Wassermelone
200 g Zuckermelone
200 g Honigmelone
1 kleine Gurke
2 Frühlingszwiebeln
1 Stück Ingwer (1 cm)
½ kleine rote Chilischote

1 kleiner Bund
  Koriander
1 Knoblauchzehe
1 Bio-Limette
2 EL Sesamöl
Salz
1 EL schwarzer Sesam

Melonen und Gurke schälen und in kleine Würfelchen schneiden. Frühlingszwiebeln säubern, Wurzeln entfernen und in schräge Ringe schneiden. Ingwer raspeln, Chili von Kernen und Seitenwänden befreien und sehr fein hacken. Koriander waschen, trocken tupfen und fein hacken. Knoblauch schälen und fein hacken.

Nun Melonen, Gurke, Zwiebeln, Knoblauch, Ingwer, Chili und Koriander vermengen. Mit Limettensaft, Sesamöl und Salz marinieren und mit schwarzem Sesam bestreut servieren.

TIPP

Der Salat schmeckt als Vorspeise, zu Currys, Fisch oder Geflügel!

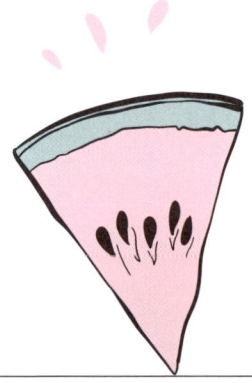

SOMMERGEMÜSE-COCKTAIL
mit gerösteten Pinienkernen

1 kleiner roter Spitzpaprika	½ Bund Petersilie	Saft und etwas Schalen-
1 Stange Sellerie	3 Salbeiblätter	abrieb einer Bio-Zitrone
1 Frühlingszwiebel	1 EL Pinienkerne	Salz
1 kleine Melanzani	1–2 EL natives Olivenöl	Frisch gemahlener
1 Zucchini	extra	schwarzer Pfeffer

Gemüse waschen und von Stielansätzen befreien. Paprika von Kernen und Seitenwänden befreien. Stangensellerie eventuell schälen, wenn die äußeren Schichten holzig sind. Sellerie und Frühlingszwiebel in Streifen, Melanzani, Zucchini und Paprika in mundgerechte Stücke schneiden. Kräuter waschen und fein hacken.

Die Pinienkerne in einer Pfanne ohne Öl rösten, bis sie duften. Das Gemüse in Olivenöl kurz anbraten, knapp vor Ende der Garzeit Frühlingszwiebel beifügen. Die gehackten Kräuter untermengen, mit Zitronensaft und etwas Schalenabrieb, Salz und Pfeffer würzen und mit den gerösteten Pinienkernen bestreut in einem Cocktailglas servieren.

ZUCCHINI-SELLERIE-SUPPE
mit Koriander-Croutons

200 g Zucchini	Frisch gemahlener	50 ml Sahne
100 g Sellerieknolle	weißer Pfeffer	Salz
80 g Kartoffeln	1 Prise Muskatnuss	1 Scheibe Schwarzbrot
1 EL natives Olivenöl	Etwas Saft und Schalen-	vom Vortag
extra	abrieb einer Bio-Zitrone	1 EL Butter
400 ml Gemüsesuppe	1 EL Dijonsenf	1 TL Koriander gemahlen

Zucchini waschen, Stielansatz entfernen, Sellerie und Kartoffeln schälen und alles grob zerkleinern. Olivenöl im Topf erhitzen, Sellerie darin andünsten, Zucchini und Kartoffeln beifügen und mit Suppe aufgießen. Mit weißem Pfeffer, Muskat, Zitronensaft und -schale würzen.

Die Suppe rund 20 Minuten kochen, bis das Gemüse weich ist, anschließend pürieren.

Senf und Sahne beifügen, nochmals aufmixen und mit Salz abschmecken.

Das Schwarzbrot in Würfelchen schneiden. In einer Pfanne Butter schmelzen, die Brotwürfel und den Koriander dazugeben und knusprige Croutons braten.

Die Zucchini-Sellerie-Cremesuppe mit den Croutons bestreuen und heiß servieren.

RAITA-VARIATIONEN

Rote-Rüben-Raita

1 mittelgroße Rote Rübe
1 Becher cremiger Schaf-
    joghurt
1 TL Meerrettich gerieben
½ TL Kümmel
Salz
Frisch gemahlener
    schwarzer Pfeffer

Die rote Rübe weich dämpfen, schälen und in kleine Würfelchen schneiden. Mit dem Joghurt verrühren und mit Meerrettich und Kümmel würzen. Mit Salz und Pfeffer abschmecken und kurz durchziehen lassen.

Radieschen-Raita

1 Bund Radieschen
1 Becher cremiger Ziegen-
    joghurt
1 TL Kreuzkümmel
Salz
Frisch gemahlener
    schwarzer Pfeffer

Radieschen waschen und grob reiben, überschüssiges Wasser ausdrücken. Mit dem Joghurt verrühren und mit Kreuzkümmel, Salz und Pfeffer würzen und kurz durchziehen lassen.

Würziges Kokos-Raita

1 Knoblauchzehe
1 Handvoll Koriandergrün
1 Becher veganer
    Kokosjoghurt
½ TL frisch geriebener
Ingwer
Salz
Frisch gemahlener
    bunter Pfeffer

Den Knoblauch schälen, Knoblauch und Koriandergrün fein hacken. Alle Zutaten zu einer würzigen Sauce vermengen, kurz durchziehen lassen und zu Currys, Gemüsegerichten oder Fladenbrot servieren.

TIPP Wer Koriander nicht mag, verwendet stattdessen Petersilie oder Basilikum.

BITTERSÜSSER BLATTSALAT
mit gedämpften Hühnerstreifen & Nüssen

FÜR DEN SALAT:
1 Chicorée
1 Handvoll Löwenzahn-
   blätter
1 Handvoll Rucola
1 Handvoll Vogerlsalat
1 sonnengereifte Marille
   oder 1 Pfirsich
1 kleine rote Zwiebel
½ Hühnerbrust

2 EL Nüsse oder Kerne
   nach Wahl (Mandeln,
   Kürbiskerne o. Ä.)
Salz
Frisch gemahlener
   schwarzer Pfeffer
1 Handvoll Gänseblümchen
   od. andere essbare Blüten
   (z. B. Kapuzinerkresse,
   Schnittlauchblüten usw.)

FÜR DAS DRESSING:
1 EL Dijonsenf
1 EL Honig
2 EL natives Olivenöl
   extra
1 EL Balsamicoessig
Salz
Frisch gemahlener
   schwarzer Pfeffer

Die Salate von welken Blättern und Wurzelwerk befreien, waschen, trocken tupfen und in mundgerechte Stücke schneiden. Auf einem großen flachen Teller auflegen. Marille oder Pfirsich entkernen und in kleine Streifen oder Scheiben schneiden. Zwiebel schälen und in kleine Würfelchen hacken, ebenfalls auf dem Salat verteilen.

Die Hühnerbrust von Sehnen befreien und in Streifen schneiden. In einem Topf mit Dampfeinsatz oder im Dampf-garer rund 5 Minuten dämpfen. In der Zwischenzeit die Nüsse oder Kerne fein hacken, mit Salz und Pfeffer würzen und die noch feuchten gedämpften Hühner-bruststreifen darin wälzen.

Aus Dijonsenf, Honig, Olivenöl und Balsamicoessig ein Dressing rühren und mit Salz und Pfeffer abschmecken. Den Salat mit dem Dressing überziehen und die gedämpften Nuss-Hühnerstreifen und essbare Blüten auf dem Salat verteilen.

SOMMER-MINESTRONE

1 Zwiebel
1 Knoblauchzehe
1 große Kartoffel
½ Zucchini
2 sonnengereifte
   Tomaten

150 g frische Pilze
   (Champignons, Pfifferlinge
   oder Steinpilze)
1 EL natives Olivenöl extra
500 ml Gemüsesuppe
50 g Parmesan gerieben

Salz
Frisch gemahlener
   schwarzer Pfeffer
1 Handvoll frischer Salbei
1 Handvoll frische Minze

Zwiebel, Knoblauch und Kartoffel schälen, Zucchini waschen und vom Stielende, Tomaten vom grünen Stielansatz befreien, Pilze säubern. Das Gemüse in mundgerechte Würfelchen schneiden, Zwiebel und Knoblauch fein hacken und in etwas Olivenöl anschwitzen. Die Gemüsewürfel-chen beifügen, kurz mitrösten und mit Gemüsesuppe aufgießen. Aufkochen und auf kleiner Flamme langsam gar sieden. Gegen Ende der Garzeit den geriebenen Parmesan einrühren, mit Salz und Pfeffer abschmecken und mit frisch gehacktem Salbei und etwas Minze bestreut servieren.

ZITRONIGES ZUCCHINI-CARPACCIO
mit gerösteten Sonnenblumenkernen

1 runde Zucchini
Saft und Schalenabrieb
  von ½ Bio-Zitrone
30 g Parmesan
1 EL Sonnenblumenkerne
1–2 EL Basilikum-Olivenöl
Salz
Frisch gemahlener
  bunter Pfeffer

AUSSERDEM:
Brot oder Grissini

Zucchini waschen und in hauchdünne Scheiben auf-schneiden – am besten geht das mit einer Brotschneide-maschine. Sollten Sie keine besitzen, nehmen Sie statt der runden „normale", also längliche Zucchini und schneiden Sie diese mit dem Sparschäler in dünne Streifen.
Die hauchdünnen Zucchini nun flach überlappend auf ei-nem großen, flachen Teller auflegen und mit Zitronensaft beträufeln, mit Salz und Pfeffer würzen.

Den Parmesan in grobe Späne hobeln, die Sonnenblu-menkerne in einer Pfanne ohne Fett trocken rösten, bis sie duften, und etwas auskühlen lassen.

Nun die Parmesanspäne und die gerösteten Kerne über die Zucchinistreifen geben und mit Basilikum-Olivenöl be-träufeln. Etwas frische Zitronenschale darüberreiben und im Kühlschrank eine halbe Stunde durchziehen lassen.

Mit getoastetem Brot oder Grissini zimmerwarm servieren.

TIPP

Basilikum-Olivenöl gibt es in italienischen Spe-zialitätenläden, ist aber auch einfach selbst zu machen: Dazu einfach eine Handvoll Basilikum mit gutem Olivenöl auf-gießen und ein paar Tage in einer verschlossenen Flasche oder einem Schraubglas durchziehen lassen und anschließend abseihen. Wenn weder fertiges Öl vorhanden ist noch die Zeit reicht, um es selbst zu machen, einfach Olivenöl und frische Basilikumblätter verwenden!

INDISCHE TOMATENSUPPE

1 Zwiebel	2 EL Tomatenmark	50 ml Sahne
1 Knoblauchzehe	200 ml Wasser	1 EL Schwarzkümmelsamen
1 Ingwerscheibe	500 g geschälte Bio-Tomaten	Salz
1 EL natives Olivenöl extra	in Stücken aus dem Glas	Frisch gemahlener
2 TL Currypulver	oder der Dose	schwarzer Pfeffer

Zwiebel und Knoblauch schälen und klein schneiden, Ingwer ebenfalls zerkleinern. Alles in Olivenöl anschwitzen, Curry und Tomatenmark beifügen, kurz mitrösten und mit der Hälfte des Wassers ablöschen. Diese Sauce etwas einreduzieren lassen, die gestückelten Tomaten beifügen und mit dem restlichen Wasser aufgießen. Mit Salz und Pfeffer würzen. Rund 15 Minuten auf kleiner Flamme köcheln, anschließend mit dem Stabmixer pürieren und 50 ml Sahne einrühren. Abermals aufkochen, noch etwas ziehen lassen und mit Schwarzkümmel bestreut servieren.

TIPP   Für eine vegane Variante statt Sahne Hafercuisine verwenden.

MARINIERTE ZUCCHINIRÖLLCHEN
mit Chili-Minze-Schafskäsecreme

1 Zucchini	FÜR DIE CREME:	FÜR DIE DEKO:
1–2 EL natives Olivenöl extra	½ Chilischote	½ Handvoll Basilikum-
1 EL fruchtiger Essig	100 g Schafskäse	blätter
(z. B. Himbeeressig)	1 Stängel Minze	
Salz	Schalenabrieb von	
Frisch gemahlener	½ Bio-Zitrone	
schwarzer Pfeffer	1 EL natives Olivenöl extra	

Die Zucchini mit dem Sparschäler in dünne Streifen schneiden. Mit Olivenöl, fruchtigem Essig, Salz und Pfeffer marinieren und mindestens 30 Minuten ziehen lassen. In der Zwischenzeit die halbe Chili von Kernen und Seitenwänden befreien und ganz fein hacken, dann den Schafskäse mit Chili, fein gehackter Minze, Zitronenabrieb und Olivenöl zu einer aromatischen Creme rühren.

Die Zucchinistreifen nun auflegen, die Creme darauf verteilen und zu Röllchen einrollen. Die gefüllten Röllchen mit Basilikumblättern dekorieren und servieren.

TIPP   Dazu passt getoastetes Dinkelbaguette!

ARTISCHOCKEN-BOHNENSUPPE
mit Kapernpesto

FÜR DIE SUPPE:
1 weiße Zwiebel
1 EL natives Olivenöl
  extra
200 g gegarte Artischocken-
  herzen
200 g gegarte weiße
  Bohnen
400 ml Gemüsesuppe
Etwas Saft und Schalen-
  abrieb einer Bio-
  Zitrone
Salz
Frisch gemahlener
  schwarzer Pfeffer

FÜR EIN KLEINES
  GLAS PESTO:
10 g Essigkapern
10 g Salzkapern
1 Knoblauchzehe
50 g Pinienkerne
50 g Sonnenblumenkerne
1 TL eingelegter roter
  Pfeffer
1 TL Dijonsenf
100 ml natives Olivenöl
  extra
2 Handvoll frische, ge-
  mischte Sommerkräuter
  (z. B. Salbei, Petersilie,
  Basilikum, Minze, Verbene,
  Melisse o. Ä.)

Für das Pesto alle Zutaten in der Küchenmaschine oder mit dem Stabmixer zu einer sämigen Paste zerkleinern und in ein Schraubglas füllen.

Für die Suppe die Zwiebel schälen und grob hacken, das Olivenöl erhitzen und die Zwiebel darin ansautieren. Artischocken aus dem Glas nehmen, das Öl abgießen und in grobe Stücke schneiden. Gemeinsam mit den gegarten Bohnen zu den Zwiebeln geben, mit Gemüsesuppe aufgießen und kurz köcheln lassen. Mit dem Stabmixer zu einer cremigen Suppe zerkleinern und mit etwas Saft und Abrieb der Zitrone sowie Salz und Pfeffer abschmecken. Die Suppe mit einem Klecks Pesto servieren.

TIPP

Sowohl Artischocken-
herzen als auch Bohnen
können fertig gegart
im Glas in Bio-Qualität
gekauft werden, so ist
diese Suppe im Nu fertig.
Das Pesto schmeckt auch
vorzüglich zu Grissini
oder auf getoastetem
Ciabatta!

SARDELLEN MIT SALBEI
im Kichererbsen-Bierteig

100 g Kichererbsen-
   mehl
1 Ei
70 ml dunkles Bier

16 große Salbeiblätter
   mit Stiel
8 in Öl eingelegte
   Sardellenfilets

100 ml natives Olivenöl
   extra

Zur Vorbereitung des Backteigs das Kichererbsenmehl mit einem verquirlten Ei und einem Schluck Schwarzbier verrühren, sodass keine Klümpchen bleiben.
Nun die Salbeiblätter waschen und trocken tupfen. 8 Salbeiblätter auflegen, jeweils mit einem Sardellenfilet der Länge nach belegen und mit einem weiteren Salbeiblatt zudecken. Olivenöl in einer kleinen Pfanne erhitzen, sodass es schön heiß ist, aber nicht raucht. Die gefüllten Salbeiblätter durch den Backteig ziehen, anschließend goldbraun braten und rasch servieren!

INFO

Dieser Gruß aus der Küche am Anfang eines lauen Sommerabends hat schon so manchen Gast der Autorinnen vom Schwitzen zum Schwelgen gebracht!

SCHARF-KÜHLE TOMATEN-CROSTINI

2 sonnengereifte
   Raritätentomaten
1 Stängel Minze

½ rote Chilischote
1 EL wirklich gutes natives
   Olivenöl extra

Fleur de Sel
½ Dinkelbaguette

Die Tomaten waschen, den Strunk und die Kerne entfernen und in kleine Würfelchen schneiden. Die Minze abzupfen und fein hacken. Die Chili von Kernen und Seitenwänden befreien und ganz fein hacken. Tomaten mit Minze und Chili vermengen und mit Olivenöl und Fleur de Sel würzen.

Das Baguette in Scheiben schneiden und im Rohr 3–5 Minuten bei 180 °C knusprig toasten. Die Tomaten-Salsa auf den getoasteten Baguettescheiben verteilen und liebevoll mit Minze dekorieren.

INFO

Dieser superschnelle und köstliche vegetarische Welcome-Happen passt perfekt zum hochsommerlichen Aperitif, wenn spontan Gäste kommen. Wie gut er schmeckt, hängt vor allem von der Reife der Tomaten und der Qualität des Olivenöls ab!

KICHERERBSEN-PANCAKES
mit Ziegenfrischkäse, Basilikum und Zitrone

3 kleine Eier
75 ml Sahne
90 g Kichererbsenmehl
1 TL Kräuter der Provence
2 EL natives Olivenöl extra

200 g Ziegenfrischkäse
Saft und Schalenabrieb
   von 1 Bio-Zitrone
1 kleiner Bund frisches
   Basilikum

Salz
Frisch gemahlener
   bunter Pfeffer

Eier, Sahne und Kichererbsenmehl zu einem Teig verrühren, mit Salz und Kräutern der Provence würzen. In einer kleinen Pfanne Olivenöl erhitzen, 1 Schöpfer Teig langsam eingießen und nacheinander Pancakes herausbraten.

Ziegenfrischkäse mit etwas Saft und dem Abrieb einer Bio-Zitrone aromatisieren und mit Salz und Pfeffer aus der Mühle abschmecken. Basilikumblätter abzupfen. Die Pancakes mit dem Ziegenfrischkäse bestreichen, mit den Basilikumblättern bestreuen und noch warm servieren.

TIPP Die Pancakes schmecken auch mit Ziegenkäse und Bitterorangenmarmelade gefüllt herrlich!

HONIG-KAROTTEN
mit Schafskäse im Sesammantel

500 g Karotten
1 EL Butter
1 EL Honig

1 Bund Petersilie
250 g Schafskäse
3 EL schwarzer Sesam

Salz
Frisch gemahlener
   schwarzer Pfeffer

Karotten waschen, schälen und je nach Größe entweder ganz lassen oder der Länge nach halbieren oder viertln. Die Butter in einer Pfanne erhitzen und die Karotten darin langsam schmoren, bis sie gar, aber noch bissfest sind. Mit Salz, Pfeffer und einem Löffel Honig abschmecken. Die Petersilie waschen und fein hacken, unter die Karotten rühren.
Den Schafskäse in Streifen oder Dreiecke aufschneiden und in schwarzem Sesam wenden.

Die geschmorten Karotten auf einer Platte oder einem großen, flachen Teller verteilen, die Sesam-Käse-Stücke darauf drapieren und lauwarm servieren.

TIPP Falls Sie bunte Raritäten-Karotten bekommen, verwenden Sie diese – damit zaubern Sie eine noch leuchtendere Farbenvielfalt auf den Tisch!

SAFTIG-KNUSPRIGE ENTE
langsam im Römertopf gegart

4–6 PORTIONEN
GARZEIT: RUND 4 STUNDEN

1 Bio-Bauernente,
  ca. 2,5 kg
2 EL Koriander gemahlen
3 Bio-Orangen
Salz

Frisch gemahlener
  schwarzer Pfeffer

Römertopf
(ersatzweise Bräter)

Topf und Deckel mindestens eine halbe Stunde in kaltes Wasser einlegen, sodass sich der Ton mit Wasser anreichern kann.

In der Zwischenzeit die Ente waschen, von überschüssigen Fettlappen befreien, mit Salz, Pfeffer und 1 EL Koriandersamen innen und außen einreiben.

2 Orangen in circa 2–3 cm kleine Stücke schneiden, mit 1 EL Koriander und Pfeffer würzen, den Bauch der Ente mit den Orangenstücken füllen. Öffnung zunähen oder mit Zahnstochern verschließen.

1 Orange in Scheiben schneiden, Römertopf mit den Orangenscheiben auslegen. Ente mit der Brust nach oben in den Römertopf legen, mit Deckel ins kalte Backrohr schieben.

Bei 100 °C Ober- und Unterhitze circa 3 Stunden garen, nach rund 1 Stunde den Bratensaft abgießen und beiseitestellen. Die Ente leicht mit Saft bepinseln, weitere 1,5 Stunden garen lassen. Wiederum Saft abgießen und die Ente bepinseln. Die Ofentemperatur auf 200 °C erhöhen, Ente weitere 45 Minuten braten lassen. Dann Topf aus dem Rohr nehmen und die Ente rund 20 Minuten ruhen lassen.

Kurz vor dem Servieren nochmals mit dem Bratensaft bepinseln und mit dem Umluftgrill wenige Minuten bei 220 °C grillen, damit die Haut schön braun und knusprig wird. Die Ente in 4–6 Portionen teilen und je nach Gusto und Gästen servieren: Klassische Beilagen wie Knödel und Krautgerichte harmonieren ebenso herrlich wie asiatische Kombinationen mit Reis, gebratenen Sojasprossen, Avocados und Limetten!

TIPP

Aus dem abgegossenen Bratensaft eine feine Sauce zaubern: Dazu Fett abschöpfen, mit 2 EL Sherry medium, Saft und Abrieb einer Bio-Orange und 50 ml Sahne aufkochen und einreduzieren.

ANTIPASTI-GEMÜSE-QUICHE

4 PORTIONEN

FÜR DEN TEIG:
200 g Dinkel-Vollkornmehl
100 g Butter, zimmerwarm
1 Ei
1 EL kaltes Wasser
1 TL Salz

FÜR DEN BELAG:
2 Zwiebel
2 EL natives Olivenöl extra
5 mittelgroße braune
  Cremechampignons
1 Melanzani
1 Zucchini

1 EL Pinienkerne
1 EL Kräuter der Provence
Salz
Frisch gemahlener
  schwarzer Pfeffer

FÜR DEN GUSS:
150 ml Sahne
2 mittelgroße Eier
100 g geriebener Pecorino
  (alternativ Parmesan)
Salz
Frisch gemahlener
  schwarzer Pfeffer

Die Zutaten rasch zu einem Teig kneten, zu einer Kugel formen und diese im Kühlschrank mindestens 1 Stunde rasten lassen.

Zwiebeln schälen und in 1 EL Olivenöl langsam goldbraun rösten, beiseitestellen.
Pilze putzen, Melanzani und Zucchini waschen und alles in mittelgroße Würfelchen schneiden. Das Gemüse ebenfalls in einer Pfanne mit 1 EL Öl rösten, bis es appetitlich gebräunt ist. In einer weiteren Pfanne die Pinienkerne ohne Öl trocken rösten, bis sie duften.
Nun Zwiebeln, Gemüse und Pinienkerne vermengen, mit den Kräutern der Provence würzen und mit Salz und Pfeffer abschmecken. Backrohr auf 160 °C vorheizen.

Eine mit Öl ausgepinselte Tarte-Form rasch mit dem Mürbteig auslegen und das Gemüse darauf verteilen.

Sahne mit Eiern und geriebenem Käse vermischen und über das Gemüse gießen.
Im vorgeheizten Backrohr 35 Minuten backen, bis die Quiche eine satte Bräunung hat.

Mind. 10 Minuten rasten lassen und warm, lauwarm oder zimmerwarm servieren!

Dazu passen Joghurtsaucen oder ein knackiger Blattsalat.

TIPP

Wenn die Pilze im Wald sprießen, Steinpilze oder Pfifferlinge statt Champignons verwenden!

BUCHWEIZENSALAT
auf griechische Art

150 g Buchweizen (alternativ
    Dinkelreis)
1 Minigurke
100 g sonnengereifte
    Cherrytomaten
1 Frühlingszwiebel

1 kleiner Bund Schnittlauch
1 kleiner Bund Petersilie
1 kleiner Bund
    Basilikum
1–2 EL Oliven
100 g Schafskäse

Saft und Schalenabrieb
    von ½ Bio-Zitrone
1 EL natives Olivenöl extra
Salz
Frisch gemahlener
    schwarzer Pfeffer

Buchweizen heiß waschen, in doppelter Menge Wasser zum Kochen bringen und rund 15 Minuten auf kleiner Flamme weich dämpfen, anschließend ausquellen lassen.

Gurke schälen, Tomaten waschen, Frühlingszwiebel von Wurzeln und verdörrten Schichten befreien, alles in mundgerechte Stücke schneiden. Kräuter waschen, abtropfen lassen und hacken. Oliven in Ringe, Schafskäse in kleine Würfel schneiden.

Nun das gekochte Getreide mit Schafskäse, Oliven, Kräutern und Gemüse vermengen. Mit dem Saft und Schalenabrieb der Zitrone, Olivenöl, Salz und Pfeffer marinieren.

Ein bisschen durchziehen lassen und zimmerwarm servieren.

MILDES SOMMERGEMÜSE-CURRY

2 Karotten
1 roter Paprika
5 Mangoldblätter
1 Zwiebel
1 Knoblauchzehe

1 Handvoll Thai-Basilikum
1 EL Kokosöl
2 EL Currypulver mild
200 ml Kokosmilch
1 Limette

1 EL schwarzer Sesam
Salz
Frisch gemahlener
    schwarzer Pfeffer

Karotten schälen und in mundgerechte Stifte schneiden, Paprika von Stielansatz, Kernen und Seitenwänden befreien. Mangold waschen und in Streifen schneiden. Zwiebel und Knoblauch schälen und fein hacken. Basilikum waschen und abzupfen.

Kokosöl erhitzen, Zwiebel, Karotten und Paprika darin ansautieren. Mit Currypulver bestreuen, kurz mitrösten und mit Kokosmilch aufgießen, kurz köcheln. Die Mangoldstreifen und den gehackten Knoblauch dazugeben, noch etwas garen und mit Limettensaft, Salz und Pfeffer abschmecken. Mit schwarzem Sesam und Basilikumblättern bestreuen und heiß servieren.

Dazu passt Reis oder Fladenbrot!

GERÄUCHERTE LACHSFORELLE
& Gurke im Strudelteig mit Zucchini-Zaziki

4 PORTIONEN

1 kleine Gurke
1 Lachsforellenfilet,
  geräuchert
3 EL Frischkäse
1 EL gehackte Dille
1 Bio-Zitrone
1 fertiger Strudelteig
  für 1 Strudel

1 Ei
Salz
Frisch gemahlener
  schwarzer Pfeffer

FÜR DAS ZUCCHINI-ZAZIKI:
1 kleine Zucchini
1 Knoblauchzehe

200 ml griechischer Joghurt
1 EL natives Olivenöl extra
1 TL getrocknete Minze
Salz
Frisch gemahlener
  schwarzer Pfeffer

Die Gurke schälen, der Länge nach halbieren und mit einem Teelöffel die Kerne herauskratzen. Das restliche Fruchtfleisch in rund 1 cm große Würfelchen schneiden. Salzen und etwas Wasser ziehen lassen. Wasser abgießen und die restliche Feuchtigkeit mit einer Küchenrolle aufsaugen.

Das Lachsforellenfilet auf Gräten absuchen, gegebenenfalls entfernen und mit der Gabel zerdrücken. Mit den Gurkenwürfelchen und dem Frischkäse verrühren. Gehackte Dille einarbeiten und mit etwas Saft und Schalenabrieb einer Zitrone sowie Salz und Pfeffer abschmecken.

Backrohr auf 200 °C vorheizen.

Nun den Strudelteig auf ein sauberes Geschirrtuch legen und mit der Fülle so belegen, dass das letzte, obere Drittel und die Ränder etwas frei bleiben. Die Ränder einschlagen und mit Zuhilfenahme des Geschirrtuchs von unten nach oben zu einem festen Strudel zusammenrollen. Diesen nun mit der Naht nach unten auf ein mit Backpapier ausgelegtes Backblech setzen.

1 Ei verquirlen und die Strudelränder und die Oberfläche damit bestreichen. Den Strudel nach Packungsanleitung im vorgeheizten Rohr rund 30 Minuten goldbraun backen.

Für das Zucchini-Zaziki Zucchini waschen, Stielansätze entfernen und raspeln. Knoblauch schälen und sehr fein hacken, Zucchini und Knoblauch mit dem griechischen Joghurt verrühren, Olivenöl einrühren und mit Minze, Salz und Pfeffer würzen, etwas durchziehen lassen.

Den Strudel ein wenig abkühlen lassen und mit einem Wellenschliff-Messer in Stücke aufschneiden. Mit frischer Minze dekorieren und mit dem Zaziki servieren.

SEMMELKNÖDEL
mit Linsen auf mediterrane Art

FÜR DIE LINSEN:
165 g getrocknete Berglinsen
1 Lorbeerblatt
15 g Butter
1 EL Kichererbsenmehl
250 g Tomaten-Passata
1 Knoblauchzehe
1 TL Kräuter der Provence
2 TL Honig
Salz
Frisch gemahlener
  schwarzer Pfeffer

FÜR DIE KNÖDEL:
200 g Dinkel-Semmel-würfel
200 ml Milch
2 Eier

1 Zwiebel
1 Knoblauchzehe
1 Handvoll frische
  Salbeiblätter
1 Zweig frischer Rosmarin
1 Handvoll Basilikum-
  blätter
50 g Blattspinat
20 g Butter
1 EL Dinkel-Vollkornmehl
50 g entsteinte schwarze
  Oliven
80 g Parmesan, gerieben
1 Bio-Zitrone
Salz
Frisch gemahlener
  bunter Pfeffer

Für die Linsen die Berglinsen waschen und in circa doppelter Wassermenge mit einem Lorbeerblatt auf dem Herd oder im Dampfgarer weich dämpfen. Das dauert je nach Linsen circa 20–40 Minuten.
Butter in einem Topf schmelzen, einen Löffel Kichererbsenmehl einrühren und ein wenig anrösten. Mit den passierten Tomaten aufgießen und mit einem Schneebesen gut verrühren, sodass nichts klumpt. Knoblauch schälen und fein hacken. Die gekochten Linsen beifügen, alles gut durchrühren und mit gehacktem Knoblauch, Kräutern der Provence, etwas Honig, Salz und Pfeffer abschmecken.

Für die Knödel die Dinkel-Semmelwürfel mit Milch übergießen, die Eier verquirlen und einrühren. Zwiebel und Knoblauch schälen, Kräuter hacken, Blattspinat in Streifen schneiden. Zwiebel, Knoblauch, Spinat und Kräuter in zerlassener Butter ansautieren und zu den Semmelwürfeln geben, Dinkel-Vollkornmehl einarbeiten.
Oliven in Ringe schneiden und mit dem geriebenen Parmesan ebenfalls daruntermischen. Mit etwas Abrieb einer Bio-Zitrone, Salz und Pfeffer abschmecken.
Die Knödel vorzugsweise im Dampfgarer (alternativ in siedendem Wasser) rund 20 Minuten garen.

Die Knödel auf den Linsen servieren.

TIPP

Alternativ können auch braune oder grüne Tellerlinsen verwendet werden – und wenn es schnell gehen muss: vorgegarte Linsen aus der Dose oder dem Glas.

ZANDER IN KICHERERBSEN-PANADE
mit Paprika-Polenta, Minzrahm & Safran-Kraut

4 PORTIONEN

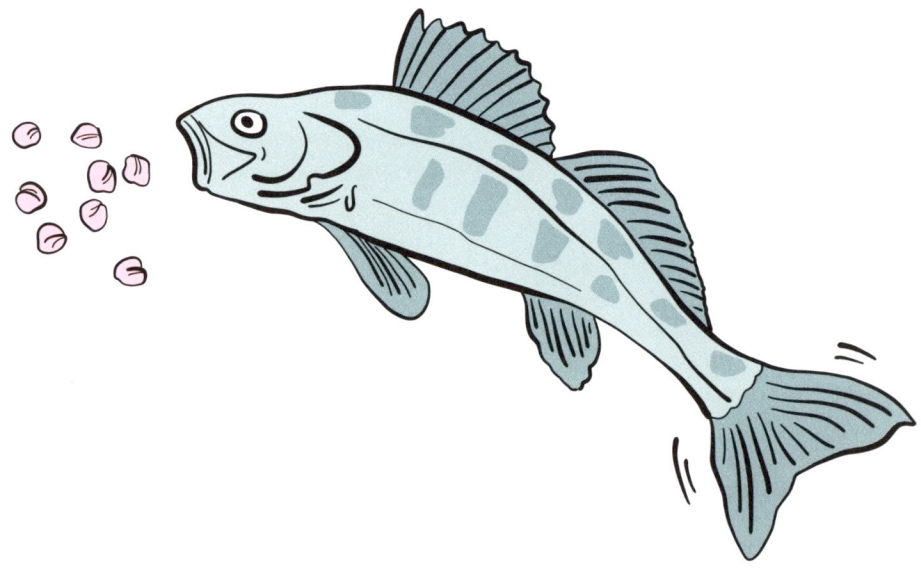

600–800 g Zanderfilet
Saft und Schalenabrieb
   von einer Bio-Zitrone
100 g Kichererbsenmehl
2 EL natives Olivenöl extra
Salz
Frisch gemahlener
   schwarzer Pfeffer

FÜR DIE PAPRIKA-POLENTA:
500 g roter Paprika
2 EL natives Olivenöl extra
2 cl halbsüßer Sherry
250 ml Gemüsesuppe
125 ml Milch
100 g Polenta
20 g Butter
25 g Parmesan, gerieben
Salz
Frisch gemahlener
   schwarzer Pfeffer

FÜR DAS KRAUT:
½ Weißkrautkopf
1 EL natives Olivenöl extra
0,1 g Safran
4 cl trockener Weißwein
Salz

FÜR DEN MINZRAHM:
1 Becher Sauerrahm
1 TL getrocknete Minze
5 frische Minzeblättchen
Salz
Frisch gemahlener
   schwarzer Pfeffer

Für die Polenta Paprika von Stielen, Kernen und Seitenwänden befreien und in Streifen schneiden. In 1 EL Olivenöl ansautieren, mit Sherry aufgießen und so lange braten, bis sie weich sind. Mit dem Pürierstab zu einer Paprikapaste zerkleinern.

Suppe mit der Milch in einem Topf erwärmen. Sobald die Flüssigkeit kocht, die Polenta einrieseln lassen, Hitze reduzieren und so lange unter Rühren auf kleiner Flamme köcheln, bis ein sämiger Brei entstanden ist. Diesen nun mit der Paprikapaste verrühren, Butter und Parmesan einrühren, salzen und pfeffern und in eine Kastenform füllen oder auf ein Brett aufstreichen. Kühl stellen und fest werden lassen. (Kann bis zu diesem Zubereitungsschritt auch schon am Vortag vorbereitet werden!)

In der Zwischenzeit den Fisch und das Kraut zubereiten:
Den Zander in Portionen schneiden, mit Saft und Schalenabrieb einer Bio-Zitrone, Salz und Pfeffer würzen, in Kichererbsenmehl wenden.

Das Kraut in Streifen hobeln und in Olivenöl ansautieren. Den Safran im Weißwein auflösen, bis der Wein eine satte gelbe Farbe bekommen hat, dann das Kraut damit aufgießen. Auf ganz kleiner Flamme langsam bissfest dünsten und mit Salz abschmecken.

Die fest gewordene Polenta nun aus der Kastenform nehmen und in dicke Scheiben schneiden. Diese mit dem restlichen Olivenöl bepinseln und im Rohr bei 200 °C gratinieren (oder in der Pfanne in etwas Olivenöl braten).

Einstweilen die Zanderstücke in heißem Olivenöl herausbraten, bis sie eine goldbraune Farbe angenommen haben. Vorsicht: Fisch nicht zu lange braten, damit er nicht austrocknet!

Für den Minzrahm den Rahm mit getrockneter und frischer Minze verrühren und mit Salz und Pfeffer abschmecken.

Nun die gratinierten Polentaschnitten mit dem Minzrahm überziehen und mit den gebratenen Zander-Stücken und dem Safrankraut servieren!

KOKOS-HIMBEER-POLENTA
mit Limette

8 PORTIONEN

Rund 500 ml Kokosmilch
  oder Kokosdrink
Saft und Schalenabrieb
  von einer Bio-Limette
1–2 EL Rohrzucker (nach
  Geschmack)

200 g feiner Maisgrieß
  (Polenta)
400 g Himbeeren
Honig nach Geschmack
  für die Himbeersauce
2 EL Kokosöl für die Form

Die Kokosmilch auf dem Herd erhitzen, etwas Saft und Schalenabrieb einer Bio-Limette hineinreiben bzw. -pressen, mit Rohrzucker süßen. Maisgrieß langsam einrühren, aufquellen lassen, immer wieder durchrühren, sodass eine cremige, feste Masse entsteht. Wenn die Masse zu fest ist, noch etwas Kokosmilch dazugeben, wenn sie zu flüssig ist, noch etwas Maisgrieß dazu.

In diese dickflüssige Creme vorsichtig die Hälfte der Himbeeren einrühren, darauf achtgeben, diese nicht ganz zu zerdrücken. Es sollten in der gelben Masse lediglich ein paar rote Himbeernester entstehen und nicht die ganze Masse rosa werden.

Tortenspringform oder Kastenform mit etwas Kokosöl ausstreichen.

Dann die Masse eingießen und im Kühlschrank mindestens eine Stunde fest werden lassen. Sie können die Masse auch rund 2–3 cm auf einem Brett aufstreichen und kalt werden lassen.

In der Zwischenzeit die restlichen Himbeeren im Topf erhitzen und zu einer Himbeersauce einreduzieren, eventuell mit 2 EL Kokosmilch verfeinern, etwas auskühlen lassen und mit ein wenig Honig süßen.

Die fest gewordene Kokos-Himbeer-Polenta portionsweise in Tortenstücke, Scheiben oder Rauten aufschneiden und mit der Himbeersauce übergießen.

VARIATIONEN

Dieses schnelle Dessert ist vielseitig abwandelbar! Sie können es auch mit anderen Pflanzenmilch-arten, Kuhmilch oder Ziegenmilch zubereiten. Statt Polenta eignet sich auch Dinkel- oder Weizengrieß. Die Himbeeren können durch Erdbeeren, Brombeeren, Heidelbeeren oder einen Beeren-Mix ersetzt werden.

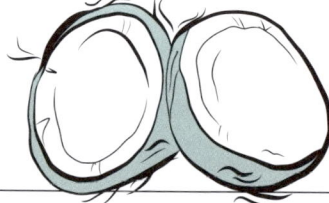

SOMMERKOMPOTT À LA ORIENT

4–6 PORTIONEN

4 Äpfel
3 Pfirsiche
10 Zwetschken
1 Granatapfel
1 EL Gojibeeren,
   getrocknet

2 EL Rosinen
4 cl Orangenblütenwasser
   (erhältlich im türkischen
   oder persischen Lebens-
   mittelgeschäft)
1 TL gemahlener Kardamom

Etwas Saft und die ab-
   geriebene Schale einer
   Bio-Limette
1 Stängel Minze für die
   Dekoration

Äpfel und Pfirsiche schälen, Zwetschken entkernen und alles in mundgerechte Stücke schneiden. Die Granatapfelkerne aus der Schale lösen. Einen Topf mit 1 Liter Wasser auf den Herd stellen, alle Zutaten beigeben, kurz aufkochen lassen, Hitze reduzieren, sodass es nicht mehr kocht, und rund 20 Minuten langsam sieden. In Schüsselchen aufteilen, mit Minze-Blättern dekorieren und heiß, lauwarm oder zimmerwarm genießen.

WEISSE SCHOKO-MANDEL-MOUSSE

4–6 PORTIONEN

150 g weiße Schokolade
2 Eier
1 EL Rohrzucker
1 Bio-Limette
1 Msp. Vanillemark

2 Tropfen ätherisches
   Lavendelöl
30 g blanchierte Mandeln,
   gehackt
250 ml Sahne

FÜR DIE DEKO:
1 Bio-Limette
10 g blanchierte Mandeln
Lavendelzweige

Die weiße Schokolade im Wasserbad langsam schmelzen und etwas abkühlen lassen.
Eier und Zucker über Wasserdampf schaumig mixen, mit etwas Saft und Schalenabrieb einer Bio-Limette, Vanillemark und 2 Tropfen hochwertigem, ätherischem Lavendelöl aromatisieren. Die geschmolzene Schokolade und die gehackten Mandeln hineinrühren. Die Schlagsahne steif schlagen und unter die weiße Schokomasse heben.
Die Mousse in Schalen füllen, 2–3 Stunden kalt stellen, bis sie fest wird, und mit Limettenscheiben, weißen Mandeln und Lavendelzweigen dekoriert servieren.

COOLE DRINKS

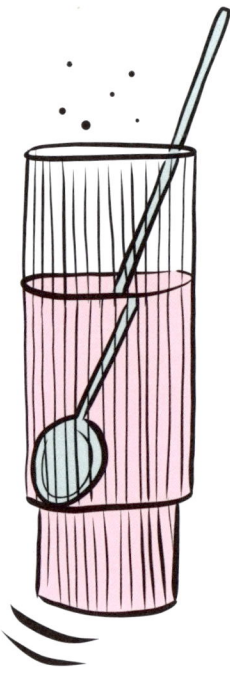

Würziger Pfirsichkompott-Drink mit Rosmarin

ERGIBT RUND 2 FLASCHEN ZU JE 1 LITER

1 kg Pfirsiche
2 Liter Wasser
7 Stück Gewürznelken
1 ganzer Sternanis
1 Muskatblüte
½ Zitrone
1 Scheibe Ingwer
3 Zweige frischer
   Rosmarin

Die Pfirsiche waschen, Stiele entfernen und je nach Größe vierteln oder achteln. Mit den restlichen Zutaten (außer 2 Rosmarinzweigen, diese zum Servieren aufheben) in einen Topf geben. Einmal kurz aufkochen lassen und die Pfirsiche mit den Gewürzen anschließend auf kleiner Flamme rund 1 Stunde sanft auskochen. Abseihen, auskühlen lassen, in Krüge oder Flaschen abfüllen und mit einem frischen Rosmarinzweig servieren.

TIPP   Alternativ kann dieser Saft auch wunderbar im Dampfgarer zubereitet werden!

Apfel-Minz-Kompott-Limo

ERGIBT 1 KRUG ZU RUND 1 LITER

1 Liter Wasser
1 kg süß-säuerliche Äpfel
5 getrocknete Feigen
1 Stängel Minze

1 Stängel Minze zum
    Servieren

Alle Zutaten in einem Topf zum Kochen bringen, Hitze reduzieren, sodass es nur mehr siedet, und das Obst rund 1 Stunde auskochen. Den Saft abseihen, mit einem frischen Stängel Minze in einen Krug geben und zimmerwarm servieren.

Barley Water

ERGIBT 1 KRUG ZU RUND 1 LITER

100 g Gerste
2 Liter Wasser

Die Gerste für ein paar Stunden (zum Beispiel über Nacht) in Wasser einweichen. Anschließend die Gerste-Wasser-Mischung zum Kochen bringen und ein bis zwei Stunden vor sich hin köcheln lassen, bis die Gerste richtig weich gekocht und die Flüssigkeit auf rund 1 Liter reduziert ist. Das Gerstenwasser durch ein Sieb abgießen und schluckweise genießen.

TIPP   Die gekochten Gerstenkörner können Sie als Beigabe zum Salat oder als Suppeneinlage verwenden!

Weichsel-Blüten-Saft

ERGIBT RUND 2 FLASCHEN ZU JE 1 LITER

¼ kg frische Weichseln
1 TL getrocknete Hagebutten
1 EL getrocknete Rosen-
    blüten
1 TL getrocknete Hibiskus-
    blüten
1 EL getrocknete Gojibeeren
1 EL brauner Zucker
2 l Wasser
1 Stängel frische Minze für
    die Dekoration

Alle Zutaten bis auf die frische Minze in einen Topf füllen, kurz aufkochen lassen und auf kleiner Flamme rund 40 Minuten sanft auskochen. Auskühlen lassen und mit frischer Minze dekoriert zimmerwarm servieren.

PLAYLIST HEISSKALT

Hier geht's zur Playlist!

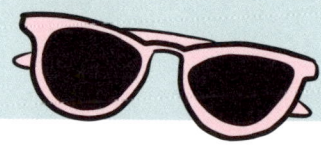

1. **AM HEISSESTEN TAG DES SOMMERS**
Der Nino Aus Wien

2. **CANICOLA**
Piero Pelù

3. **CANICULE**
Jeanne Cherhal

4. **COLD**
Annie Lennox

5. **COLD COLD GROUND**
Tom Waits

6. **DESPACITO**
Luis Fonsi, Daddy Yankee

7. **EISBÄR**
Grauzone

8. **FIFTEEN FEET OF PURE WHITE SNOW**
Nick Cave & The Bad Seeds

9. **FIFTY WORDS FOR SNOW**
Kate Bush

10. **GENTLEST RAIN**
It's Raining

11. **GOOD DAY SUNSHINE**
The Beatles

12. **HEATWAVE**
Bronski Beat

13. **IL FAIT CHAUD**
Corine

14. **KALTES KLARES WASSER**
Malaria!

15. **LET IT SNOW! LET IT SNOW! LET IT SNOW!**
Ella Fitzgerald

16. **LONG TAILED WINTER BIRD**
Paul McCartney

17. **ONLY HAPPY WHEN IT RAINS**
Garbage

18. **RIDERS ON THE STORM**
The Doors

19. **SNOWFLAKE**
Kate Bush

20. **SONNE**
Rammstein

21. **SUMMER IN THE CITY**
The Lovin' Spoonful

22. **SUMMERTIME**
Janis Joplin

23. **SUNNY AFTERNOON**
The Kinks

24. **THE COLD SONG**
Klaus Nomi

25. **THE HEAT IS ON**
Glenn Frey

26. **TOO HOT TO SLEEP**
Eilen Jewell

27. **TOO DARN HOT**
Ella Fitzgerald

28. **TROPICAL HOT DOG NIGHT**
Captain Beefheart & His Magic Band

29. **WALKING IN THE RAIN**
Grace Jones

30. **IT'S RAINING MEN**
The Weather Girls

TEAM

Danke an alle, die am Entstehen des Buches beteiligt waren, insbesondere an:

ELISABETH STEIN-HÖLZL

.. die Ermöglicherin, die stets ein offenes Ohr für neue Buchideen hat.

JASMIN PARAPATITS

... die beste Partnerin für die Umsetzung der Ideen in wunderschöne Bücher.

FABIENNE FELTUS & KATHARINA CHALUPSKY

... für die großartige Gestaltung und den frechen Strich bei den Illustrationen.

KATHARINA BACHER

... die einfühlsame und zugleich strenge, aber immer unkomplizierte Lektorin.

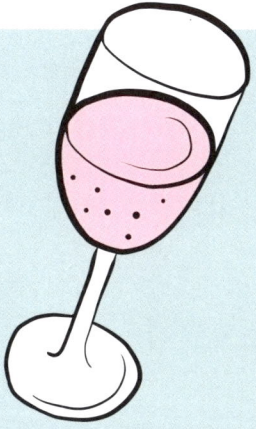

Ohne diese guten Geister gäbe es das Buch nicht. Ilse König und Ulrike Zika danken einander für die hervorragende und vergnügliche Zusammenarbeit an ihrem ersten gemeinsamen Buch. Es möge nicht das letzte sein!

REZEPTREGISTER

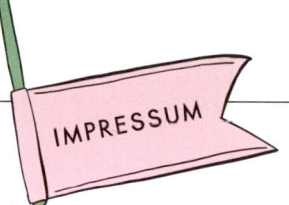

Liebe Leserin, lieber Leser,

hat Ihnen dieses Buch gefallen? Dann freuen wir uns über Ihre Weiterempfehlung! Erzählen Sie in Ihrem Freundeskreis davon, in Ihrer Buchhandlung oder bewerten Sie das Buch online. Wollen Sie weitere Informationen zum Thema? Möchten Sie mit den Autorinnen in Kontakt treten? Wir freuen uns auf Austausch und Anregung unter
LESERSTIMME@STYRIABOOKS.AT

Inspiration, Geschenkideen und gute Geschichten finden Sie auf
WWW.STYRIABOOKS.AT

© 2021 by Kneipp Verlag Wien
in der Verlagsgruppe Styria GmbH & Co KG
Wien – Graz
Alle Rechte vorbehalten.
ISBN 978-3-7088-0802-4

Bücher aus der Verlagsgruppe Styria gibt
es in jeder Buchhandlung und im Online-Shop
www.styriabooks.at

COVERGESTALTUNG: Bureau F
LAYOUT UND BUCHGESTALTUNG: Bureau F
ILLUSTRATIONEN: Bureau F
LEKTORAT: Katharina Bacher
PROJEKTLEITUNG: Jasmin Parapatits

Druck und Bindung: GRASPO CZ
Printed in the EU
7 6 5 4 3 2 1

HINWEIS: Die Autorinnen haben für die Inhalte dieses Buches noch bestem Wissen und Gewissen recherchiert und stellen mit den angebotenen Informationen keinen Anspruch auf Vollständigkeit. Weder sie noch der Verlag können Haftung in Bezug auf die Inhalte übernehmen.